痛みの存在意義

臨床哲学と理学療法学の視座

監修 浜渦 辰二・奈良 勲
著　堀 寛史

大学教育出版

序　文

　「いたみ」という日本語には複数の意味があり、『日本国語大辞典』によると、苦痛、心痛、さし支えること、破損、恐縮すること、人の死を嘆くことなどとある。そして、「いたみ」のことばとしては、「痛・傷・悼」の漢字がある。「いたみ」は、古くから用いられていることばであり、私達の生活に深く根付いている。『日本書記』（720年）に心痛の意味として「いたみ」が初めて用いられているが、現代では、主には身体的「痛み」の表現として用いられている。つまり、時代の経過に伴い漢字の用途も変遷していると言える。また、子どもは、痛みに関連することばを非常に早い段階で口にする。生後15か月前後に痛みを「たいたい」と表現することが多いらしい。このように、痛みは個人・社会・文化・歴史の背景とは関係なく存在していることばであり、現象でもある。

　本書では、痛みを単純に症状や医学的に治療する対象として捉えるのみだけではなく、それらに関連する数多くの要素との相互関係の現象的影響として探究してきた。痛みの存在意義を総体的に捉えるためには、様々な視点（患者・理学療法士・哲学者など）から思惟して考察し、それらの共通性を抽出する必要がある。これまでの数多くの書物で痛みは不快感と複合して、記述されているが、痛み自体が不快感なのか、不快感が痛みなのか、あるいはその双方なのかについて解説されることはほとんどなかった。よって、本書の中心的課題は、多種多様なすべての痛みの特異性と共通性について検索して、痛みの根源的な現象とその対応策を探究することである。

　筆者は、これまでライフワークとして、痛みの存在意義について探究し考察を重ねてきた。理学療法士として患者の痛みに対峙し、同時に患者として己の痛みに苦しんだ経験を通じ、痛みとその周辺にある現象と概念について探究を続けてきた。本書は、その集大成として、筆者の博士論文を書籍としてまとめたものである。

　博士論文を書き上げるために10年の年月を要した。実際的には、論文執筆に

要したのは1年間であった。しかし、2008年に博士予備論文を書き終えてから、常に挑戦し続けてきたが、書いては消しの繰り返しであった。そして、博士課程を満期退学し、課程博士の期限が切れたため、もう書けないかもしれないと諦めかけていたときに、本書の監修者の1人である広島大学の奈良勲名誉教授に様々なご意見をいただき、それが大きなきっかけとなって論文執筆に再挑戦する覚悟を決めた。また、奈良教授はもう1人の監修者である大阪大学大学院文学研究科臨床哲学専攻の浜渦辰二教授に博士論文審査の主査になっていただくように依頼してくださった。そして、浜渦教授には快諾をいただき、博士論文執筆の機会と、丁寧な指導をいただいた。両教授には人生を救われ、恩人であるとのことば以外表現する方法はない。

　さらに、博士論文を執筆している間、家族を含め数多くの方々の協力を得た事実と共に、常に誰かに支えられている実感があった。暗闇に落とし込まれ、思考が停滞状態に陥った際、そのつど誰かが助けてくれた。ジョン・ダンの詩の文言に「No man is an island：誰も孤島ではない」のごとく、「私は一人ではない」との認識が、最後まで大きな支えになった。一人では実現できなかった博士論文であり、数多くの方々に深く感謝申し上げたい。

　最後に、本書のテーマは、患者はもとより、すべての医療・福祉領域の関連専門職にとって、永久的な課題の1つである。また株式会社大学教育出版の佐藤様には、本書発行のために格段のご配慮をいただいたことに心から深謝申し上げる次第である。

2018年2月

堀　寛史

痛みの存在意義
―― 臨床哲学と理学療法学の視座 ――

目　次

序　文 ……………………………………………………………………………… i

● 序　章 …………………………………………………………………… 1

1　痛みの存在意義の探求 ………………………………………………………… 1
2　痛みはマイナス要因なのか？ ………………………………………………… 3
3　不愉快というマイナス要因 …………………………………………………… 5
4　近未来への影響を思うこと …………………………………………………… 7
5　理学療法学と臨床哲学のつながり …………………………………………… 9
6　本書の外観と用語説明 ………………………………………………………… 13
　　6 − 1　痛み・苦しみ・苦痛・苦悩　*14*
　　6 − 2　経験と体験　*15*
　　6 − 3　病気・病い・疾病・疾患　*15*
　　6 − 4　怪我・損傷・障害　*16*
　　6 − 5　しびれ・麻痺　*16*

● 痛みの医学的概念・分類 ……………………………………………… 17

1　痛みの発生する部位における分類（身体構造）…………………………… 18
　　1 − 1　表在痛　*18*
　　1 − 2　深部痛　*20*
　　1 − 3　内臓痛　*21*
　　1 − 4　中枢痛　*22*
2　痛みの種類（心身機能）……………………………………………………… 23
　　2 − 1　侵害受容性疼痛　*23*
　　2 − 2　神経因性疼痛　*27*
　　2 − 3　非器質性疼痛　*29*
3　がん性疼痛 ……………………………………………………………………… 33
4　スピリチュアルペイン　―その臨床経験― ………………………………… 36
5　痛みと生活活動（活動）……………………………………………………… 39
6　精神面における痛みの変化について
　　　（心身機能と個人因子の影響関係）……………………………………… 40
7　環境因子をととのえる（参加と環境因子）………………………………… 44

8	Ⅱの結語	46

● 痛む人、苦しむ人の臨床から … 47

1	Hさんを担当して	47
2	虫垂炎で入院経験	51
3	Kさんとの11年間	57
4	頸椎症の痛みとその苦悩	64
5	Nさんの治療　―感動を取り戻す―	68
6	Ⅲの結語	73

● 痛みを読み解く … 74

1	国際疼痛学会の痛みの定義	74
2	快と不快の情動　痛みを媒介としたコミュニケーション	77
	2−1　生物にとって不快感である痛み　77	
	2−2　痛み、真に不快の根源なのか　―マゾヒズムについて―　80	
	2−3　不快なる行為　―拷問と処刑―　86	
	2−4　暴力と死（殺人）　92	
	2−5　性的快楽　96	
	2−6　思考における快　―フロイトあるいはリクールの思考の彼岸―　102	
	2−7　筋が通った思考による快　107	
	2−8　不快と苦痛について　112	
	2−9　必ずしも感覚に依存しない痛み　115	
3	Ⅳの結語	118

● 痛みの存在意義 … 119

1	生物における痛みの存在意義	119
2	痛みの回避と身体の限界　―鎮痛と健康―	123
	2−1　痛みを抑える　―鎮痛剤と麻酔―　124	
	2−2　長寿と健康、身体の限界　129	
	2−3　緩和ケア、医療の目指すところと死について　135	

3 理学療法士として身体と精神に触れる……………………………………… *141*
    3-1 理学療法と身体　　*141*
    3-2 感覚と精神、身体と運動　　*147*
    3-3 他者の痛みを概観する　　*154*
4 トラウマとサクセスストーリー………………………………………………… *158*
    4-1 トラウマ　　*158*
    4-2 サクセスストーリー　　*164*
    4-3 個人的経験、集合的経験、文化的表象　　*167*
5 痛みの存在意義 ………………………………………………………………… *172*
6 Ⅴの結語 ………………………………………………………………………… *176*

● 終　章……………………………………………………………………… *177*

参考文献・引用文献……………………………………………………………… *182*

痛みの存在意義
―― 臨床哲学と理学療法学の視座 ――

I 序章

1　痛みの存在意義の探求

　痛み[i), 1)]とは何であるのか。このことを突き止めるために筆者はこれまで、個人の研究として多種類のアプローチを行ってきた[ii)]。しかし、そのどれもが十分な探求に至ることはできなかった。探求とは、「痛みの存在意義」を指しており、私達にはなぜ、痛みがなくてはならないのかを証明したいのである。その最初の問いとして、痛みは、いかにして成り立つのかを考えていきたい。

　病態生理学的観点からの痛みは、1つの防衛機構の警告信号であり、身体の危機状態を知らせるための重要なメカニズムである。それは、損傷や疾病などによって起こり、組織や器官の損傷や変調を認知させる徴候である。そのメカニズムには重要な役割があるにもかかわらず、多くの人間が痛みのない生活を願うのは不思議な事象ではない。だが、痛みに関する警告だけに留まらず、それと同時に不快感を伴い、その感覚が生きることへの苦悩に繋がることもたび

---

i)　医学用語においても、一般用語においても「痛み」と「疼痛」の使い分け方には、明確な定義がない。Chronic painの訳語は、慢性疼痛、慢性痛、慢性の痛みなどと様々である。日本における痛みに関する研究の第一人者であった熊澤孝朗は、1999年発刊の『標準 痛みの用語集』（南江堂）で、「pain」の訳語を「痛み」に統一した。その用語集に準じて、本書でも固有名詞ではない限り「痛み」を使用する。

ii)　筆者は痛みの理学療法学、心理学、精神分析学、そして、臨床哲学の側面から痛みの存在意義について探求してきた。理学療法と臨床哲学のつながりについては本章5節で述べている。

たびある。生活の安寧を妨げ、痛みの場所、程度と種類によって生活機能水準が下がる。慢性化した痛みによって仕事を継続できずに、思い描いていた人生計画が実現しない。このような現実的物語は、警告信号が引き起こす事象にしてはあまりにも惨めである。つまり、痛みには、単純な警告信号としての役割だけではなく、私達の生活を脅かす大きな課題として存在しうるのである。

　文学や芸術で痛みをテーマとしたものは多い。中世の絵画でイエス・キリストの十字架への磔の構図はたびたび用いられている。茨の冠をかぶり手足を釘で打ち抜き左胸には槍で刺された傷がある。現代社会でこのような写真が公開されると、すぐに中止の指示が出るような残忍な光景である。しかし、このイエスのひどく痛々しい状態は、私達の原罪を表現していると言われている。古来より痛みは、単純な警告信号としてではなく、痛みは、生きていく過程において多様なメッセージ性を有した独特な存在である。

　通常、痛みは不快な感覚であることに間違いはないと考えられる。しかし、不思議な事象の一部に倒錯状態の心境では痛みを自ら望んで受けようとすることもある。この事実は、すべての人間が痛みを忌み嫌うのではなく、痛みそのものが快楽にもなり得ることを示唆している。ピアスやタトゥーは、痛みを介して通過儀礼として身体を改造する行為である。マゾヒズムとは、断言はできないが、単純にファッションのためだけにやっているとは考えられない。

　痛みは、警告信号であると述べたが、臨床場面においては、警告信号が鳴り止まず、患者を苦しめ続けるような痛みに頻繁に遭遇する。器質的な損傷がないにもかかわらず、痛み自体が存在し持続する。自己の身体になぜそのような痛みが持続しなければならないのか。この痛みにいかなる意味があるのだろうかとの疑問が生じる。

　痛みとは名詞であるが、そのことばの意味は多種多様である。その複雑な痛みについて考察する手がかりとして、筆者が理学療法学科の学生であった期間を含め20年間、理学療法学を学び、臨床場面において痛みを主訴にする数多くの患者に接してきた経験から、痛みの本質と実態とを医学的に確認したい。そして、臨床場面で痛みを呈する患者に対する捉え方はいかなる対処法であったのかについて思惟することから始めたい。その思惟は、臨床家である理学療法

士のみの視点ではなく、哲学を学ぶ1人として、臨床場面における痛みが短絡的に痛みという感覚現象としてではなく、その痛み自体の存在の背景に潜む意味について考察する。

痛みは、人間がもがき苦しむ代名詞のように捉えられ、解決すべき課題でもあると同時に、私達にとってより健全に生きるためには重要な現象であることを明らかにしたい。

2　痛みはマイナス要因なのか？

私達にとって痛みは、日々の生活の中の、種々の場面で生じやすい現象である。どこかで腕をぶつけるとその部分が痛む。一日中、コンピュータの画面を集中して見つめていると眼の奥に重苦しい痛みが残る。消化器に変調を来すと腹部にひどい痛みが襲う。多くの場合、このような痛みは時間の経過に沿って緩和し、生命の危機に至る心配をしなくてはならないような危篤病態に進行することは少ない。これらは身体のどこかの変調を知らせる徴候として機能し、身体を休息させるように暗示している。それに従えば、痛みは無くなり何事もなかったように過ごすことができる。痛みはその役割を終えると存在を消してしまうのである。

例えば、右の手第五指（小指）を骨折したとしよう。骨折後、機能不全も残らずに元の状態に回復する。それから数年が経過した後には、はたして左右のどちらの指を骨折したのかを思い出せるだろうか。骨折の瞬間、そして治癒するまでの間、小指は激しく痛み、生活を困難にさせていたにもかかわらず、痛みが消失してしまえば、どの部位が痛かったのかさえも思い出せないことがある。

おぞましいほどの存在感のある痛みは、それを感じている時にすぐにでも消失して欲しいと思うのだが、消えてしまえば思い出すこともない。感覚である痛みは、概念というよりも役割だけの存在を示しているのかもしれない。

痛みは自己の身体の内部に明確にあるとわかれば、単純に痛いと思うだけではなく、それを不快に感じるようである。爪で皮膚を引っ掻いたとしても、それは攻撃的な意味なのか、痒いから掻いたのかでは、同じ刺激量であっても感

じている意味が異なってくる。特に湿疹などでひどい痒みが現れた際には、皮膚が破れて出血してしまうほど掻きむしることがある。痒さに耐えられなくなり、身体を傷つけていることに気づかないのである。痒みがないところに同じような刺激で皮膚をかきむしると痛く、不快感を伴い同じような刺激に耐えうることは難しい。この種の例から痛みを考えてみると、存在の意味の相違点を発見できる。つまり、身体を傷つける際に現れるのは、危険信号の存在ではないのである。

　痛みは通常、誰でも感じる身近なものであり、毎日の生活の中で、その程度はあるにせよ痛みを覚えない日はない。損傷や疾病を起因とする痛みによって、日常生活機能に困難を来している人間もいるが、大多数は自制して痛みとともに暮らしている。例えば、タンスの角に小趾（足指）をぶつけて、ひどい痛みがあったとしても、骨折などの損傷に繋がっていなければ、数分内に痛みはおさまる。ぶつけてから一週間も経てば、ぶつけたこと自体を忘れてしまう。瞬間的に痛みに苦しめられることはあっても、痛みが持続するのではなく、日々の生活の中で忘却する。それでも、痛みは人間にとって不快なものであると認知されている。身体にある痛みによって気が滅入り、種々の行動に悪影響を及ぼす。痛みがあることに不安を感じ、その原因を知るために医療機関を訪れる。あるいは、その原因によって死に至るのではないかと不安を抱くのであるが、その事実を知るのが怖いため、医療機関の受診を拒否するといった対極的な感情に苦しむ。そして、痛みが持続すればするほど、不安は大きくなり、悩みは膨らむ。

　痛みということばを聞くと無意識に「身体の」という文字が脳裏に浮かび、「身体の痛み」としてイメージしてしまう。痛みは必ずしも身体にのみ現れるのではないが（身体以外の痛みについては後述する）、転んで膝をすりむけば膝が痛く、消化器に変調が生じれば腹部が痛む、風邪を引いて発熱して頭痛を感じることもある。そして、それらの痛みで、患者は、傷の手当、外科的対処、鎮痛剤の投与など様々な治療法の対象となる。痛みが消失すれば、身体は痛みから解放されて楽になるのは言うまでもない。

　ところで、全般的な治療（treatment）の動詞は、treatであり、「処置する、

待遇する、もてなす」などの意味がある。日本のマスメディアのニュース報道では、「ある事故現場で損傷した方々は、現在Ａ病院で手当てを受けています」と表現されることが大部分である。つまり、「手当」とは、無意識的な思いやりやケアの具体的行為であり、子どもが転倒して泣いている時に、親は患部を手でさすりながら、子どもを案じる。また、歯、頭、腰などの痛みに自らの手を当てて保護、または擦る場面がある。中国の治療法の１つに気功がある。その効用については定かではないが、気功者の何らかの超エネルギーを間接的に患部に導入するとの説は、患者の立場からすれば、不思議ではないのかもしれない。

私達にとって痛みは多くの場合、身体が傷つく時に感じるものである。それゆえ、痛みは身体に帰属する感覚なのだと理解できる。傷ついた身体は私達の暮らしに不便さや悪影響を及ぼす。痛みさえ無ければ歩けるのに、痛みがなければ上に置いてある物が取れるのに、というように痛みが無くなることを願うのが本心である。

自己の体内で痛みが駆け回ることをできることならば避けて、心地よい、気持ちの良いと思える感覚や状況の方が望ましく、痛みのない安楽な状態を選択する。痛みは望ましい状況の対極にあり、忌み嫌われる対象である。

繰り返しになるが、身体は痛みを感じる。そして痛みを避けたいと思っている。それは、「痛みは自己の身体にとってマイナス要因」だからである。しかし、このように思うと、ふと矛盾を感じるのは、痛みはマイナス要因なのか、との問いが立ちはだかるからである。

3　不愉快というマイナス要因

例えば、転んで膝を地面に打ち付けた時に困るのは膝に痛む感覚があるからである。痛みがなければ、転んでしまったことに困ることはない。また、痛みさえなければ、転んだことを忘れるかもしれない。痛みがあるから転んだことの原因を悔やみ（例えば、滑りそうな所を歩くべきでなかった）、膝を擦るなどして痛みが引くのを待たなければならない。感情的にも感覚的にも転んで膝を痛めることは、私達の経験の中心にあるマイナス要因なのである。

しかし、医学的（生理学・解剖学的）立場から確認してみると痛みを引き起こしたのは膝を強打した物理的刺激が膝の皮膚などにある侵害受容器[iii]）を刺激して、その興奮が電気的信号となり脊髄回路を通って脳に伝わり、痛みとして認知されるためである。よって、身体にとってマイナス要因となるのは、膝を打つという物理的刺激なのであり、痛みは認知の結果にすぎない。痛みはマイナス要因だけではなく、単なる記号的な認知現象に過ぎないのかもしれないと考えることもできる。

　上記した２つの考え方は、おそらくどちらも正しいと言える。硬いものに膝を打ち付ければ膝が痛く、その際、主観的に痛みはマイナス要因であるため、この痛みを取り除きたいと願う。医学的立場からは痛みを取り除くことと膝の損傷（例えば膝蓋骨骨折）が治ることは必ずしも同時並行で進行せず、医学的に骨折は構造的、痛みは機能的損傷に分類される。この医学的考え方に従うと、必ずしも痛みは治療の対象ではなく、構造的な損傷である骨折に注目するのである。このように考えるとマイナス要因となるのは痛みではなく、骨折を起こした物理刺激なのである。

　この２つの差異から確認できるのは、痛みは主観的に経験する自己にとってマイナス要因になるということである。痛みが消失してしまえば、その痛みは見えず、聞こえず、感じることができない。痛みが他者の事象であれば、痛い部位をことばやジェスチャーで表現しない限り、その痛みの存在はわからない。他者の痛みをより正確に予測する診断は、臨床的に推理する必要性があることを否定できない。他者に痛みの存在があるだろうと予測しても、その事象は感じ取れず、その人に「痛みがある」と思うことしかできない。この場面で想定する痛みは、こちらの立場の者にとってマイナス要因ではなく、単にことばでしかない。つまり、自己のものでない痛みは、マイナス要因にはなり得ないのである。

　痛みは自己にとってマイナス要因になるが、いったんそれが消失すれば、マ

[iii]）身体に起こる刺激を電気信号に変える変換器であり、その信号が脳に伝わることで痛みを認める。

イナス要因ではなくなる。痛みにはそのような存在特性があると言えよう。強い刺激が身体を襲い、それによって身体が傷つき、その部分に痛みを感じ、不愉快に思う。つまり、痛みを感じている間は不愉快だが、痛みがなければ不愉快ではないのである。小さな傷を負っても、それに気付かないことを体験することがある。この時、人間は痛みを感じていないし、不愉快にも思っていない。このことから人間にとって傷自体がマイナス要因なのではなく、痛みが不愉快を引き起こしていることがマイナス要因と言えるのである。

4　近未来への影響を思うこと

　痛みがマイナス要因である理由の大部分を占めるのは、痛みがあることによって近未来への影響を予測するからである。体が痛むことで活動や行動が制限されて生活機能が低下して、仕事ができなくなるなどである。世界保健機関（World Health Organization：WHO）の提唱する国際生活機能分類（International Classification of Functioning, Disability and Health：ICF）では、心身機能・身体構造の変調または疾病によって、損傷、活動制限が起因になって、社会参加制約をきたすといった波及的かつ相互作用の関連性を呈示している。本論ではこのICFの生活機能モデル（図1）ついての考え方を使用するため、詳しい説明を加える。

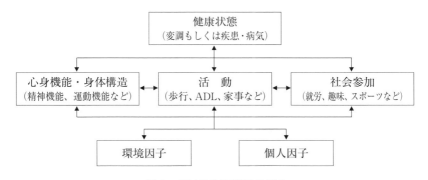

図1　ICFの生活機能モデル

1980年にWHOが策定した国際障害分類（International Classification of Impairments, Disabilities and Handicaps：ICIDH）は、2001年に国際生活機能分類として改訂した。ICFの特徴は、すべての人間の健康状態（変調または疾患・病気）に対して、肯定的側面を基軸にして、否定的側面および背景因子（環境因子、個人因子）を含め、「人間の生活機能」を総合的に掌握するシステムである。ICIDHは、マイナス要因に視点が置かれていたことが課題の1つであったと言え、医学モデルとして考えられている。一方、ICFとしての改訂では、上記のごとく、プラス要因を重視しており、生活機能モデルとして考えている。また、人間は、自然環境を含む社会環境と身近な個人的環境の中におり、その影響は、人間の生活にとってきわめて多大である。よって、ICFでは、対象者の生活背景因子を考慮しつつ人間の生活機能を概観する必要性を重要視している。

　さらに、人間は、その可能性（potentiality, capacity：潜在能力）を主に学習や体験を通じて具体的な能力（ability）に変換し、それに基づいた活動（activity）と社会への参加（participation）といった形態で生活を営んでいる。その過程で、日頃より人間の肯定的側面を高めておくことは、健康増進（health promotion）にもつながることから、ICFの概念は、すべての人間を対象にしているといえる。

　ICFのモデルで説明されるように痛み症状によって生活への影響が生じやすく、逆に痛みが取れることでその影響がなくなると考えられる。影響が生じている状況から痛みをマイナス要因であると捉えれば、痛みへの対処は必然的である。その対処とは痛みの解消である。痛みを除去する方法は種々あるが、主に医学的対処としては緩和・寛解を図ることであり、現代においてその大部分は医療分野が担っている。医療分野において痛みは、感覚器の刺激の感知を脳の処理によって遂行されるシステムとして捉え、その経路のどこかを遮断して対処する方法がある。ヒポクラテスの時代から用いられてきた鎮痛剤処置は、その代表的方法と言える。現代では薬による痛みのコントロールは飛躍的に進歩していることから、ほとんどの痛みに対応可能と言われている。

　現代人は、医学的進歩によって痛みを軽減する恩恵をそれ相応に受けている

と思うが痛みを訴える人々が皆無になった訳ではない。数多くの人間が生活の過程で痛みを覚えるのである。筆者自身も常に身体のどこかに痛みを覚える。鎮痛剤を飲めばそれは緩和できるのかもしれないが、痛みの原因を除去しているのではない。それは、現存する痛みに対処するだけであり、次に生じる痛みを防ぐためには鎮痛剤以外の対処が必要となろう。現存する痛みが未来永劫続くわけではなく、いつか無くなるであろうと楽観的に考えているため、耐えることが可能でも、生活機能低下をきたすようなマイナス要因の痛みであれば、もはや患者（patientの名詞は「患者」であり、形容詞は「我慢強い」）の意味のごとく、辛抱するだけではない方法を探るであろう。

　ほとんどの人間が、マイナス要因として捉えられる痛みを緩和して欲しいと願うことは当然のことである。その根底には、痛みによって起こりうる近未来への影響を不安に思うからである。痛みに起因するマイナス要因の重要な因子は、この近未来に及ぼす影響であることは間違いないだろう。この影響を想定した時に人間は、痛みがあっては困るので、除去してほしいと願うのである。つまり、生命の存続を可能にするためには身体を危険から回避して、より健全な状態に保つという生物的な本性があるのだろう。生きるためには心身機能や身体構造に変調を招きたくない。そのように原初的な痛みの存在を忌み嫌っている。逆説的に言えば、痛みがあるからこそ人間は心身をより安全に保てている。

　痛みは不快であり、近未来を見据えるとマイナス要因になると考えられる。本書では、痛みがどのような存在意義を持つのかについて痛みの医学、理学療法士の対象者への対応経験、痛みを体験したことのある一人の人間としての感覚、快楽や不快感を認知として確認し、痛みが何のために人間に存在しているのかを考察する。

5　理学療法学と臨床哲学のつながり

　「理学療法」とは、理学療法士及び作業療法士法（1965年6月29日法律第137号 第2条）によって制定され、この法律で、身体に障害（機能不全）のあ

る者に対し、主としてその基本的動作能力の回復を図るため、治療体操その他の運動を行わせ、及び電気刺激、マッサージ、温熱その他の物理的手段を加えることをいうとある。そして、理学療法士は医学的リハビリテーションの一翼を担う厚生労働省によって認可された国家資格であり、その基板学問が理学療法学である。

医学とは人体を研究し疾病を診断・治療する方法を探求する学問であり、医学の社会適応が医療である[2]と考えられている。そして、医学における臨床とは、医療を通して対象者と医療従事者がであう現場を示している[3]。そのことから理学療法の臨床も同様な場であると考えられる。

医学は基礎医学、臨床医学、社会医学に分けられ、理学療法は臨床医学の中のリハビリテーション医学に分類され、厚生労働省による診療報酬における区分では理学療法の文言ではなく広くリハビリテーションの用語が使用されている。また、理学療法学を学問として取り扱った場合は、歯学や看護学のように医学周辺学問とされる。

理学療法が専門とする領域は、医療では中枢神経疾患、整形外科（運動器）疾患、呼吸器疾患、心疾患、内科的疾患・廃用症候群などであり、医療外では介護保険領域や介護予防、健康スポーツ、産業分野など幅広い。そして、専門研究が進み、その実践から職業的専門性を増してきている。また歴史的変遷を追うと理学療法士と名称される以前は物理療法（温熱や電気を使って物理的刺激で行う治療方法）で痛みの治療（緩和）を中心とした職業であった。

筆者は免許取得の後、理学療法士として病院やクリニック、訪問リハビリテーション、スポーツ分野で仕事し多くの人と携わり、その数だけ症状と苦悩を目の当たりにした。その経験の中で、苦悩に対して治療技術の提供だけでは不十分だと感じた。理学療法士として患者からの信頼を得て良好な関係性構築のために他者理解について学ぶ必要を覚え、深層心理学・精神分析学を大学院修士課程で学んだ。その学びの中と同時期の自身の入院経験から、痛みの感じ方や理解に差異があると知り、痛みとは何かについて考えるようになった。痛みは複雑な様態を示し、苦悩の重要な因子であり医療技術だけで対応できず、方法（思考の道筋）を模索した。そのときに初めて臨床の知ということばに触

れ、その意味はすぐに理解できないが何かを指し示している可能性を感じ、漠然とそのことについて考えはじめた。しかしそのときはまだ、理学療法士として患者と場を共有する瞬間が臨床であると考え、また資格を有することで専門家であるとうぬぼれに近い想いから臨床の知は自動的に根付いていると勘違いしていた。

中村雄二郎は「臨床の知は、個々の場合や場所を重視して深層の現実にかかわり、世界や他者がわれわれに示す隠された意味を相互行為のうちに読み取り、捉える働きをする」[4]と考えている。この臨床の知は個人や集団、文化的な経験の積み重なりによって成り立っている。個（個人）と場（集団と文化）を行き来しながら複雑に入り組み、隠された意味を探し出し捉えることは臨床で働く理学療法士にとって身につけたい能力である。そして痛みは臨床の知が示すアプローチを足がかりに考えていく必要がある。

痛みは個人のみならず、他者も感じる。そのため、同じリンゴを見て、他者もそれをリンゴとわかるように、痛みも誰とでも共有できる感覚である、そのように信じていた。しかし、痛みは他者と必ずしも共有できず、さらには他の感覚も共有できているかどうかの確認は難しい。その答えを導くために、脳内で起こる神経細胞の電気的変化と神経伝達物質の発生のメカニズムではなく、理学療法士（自己）の経験と患者の経験をつなぐことばが必要であった（自己と他者をつなぐことば）。

それは鷲田清一が述べる「理解するというのは、感情の一致、意見の一致をみるということではないということ。（中略）他人の想いにふれて、それをじぶんの理解の枠におさめようとしないということ。そのことで人は他者としての他者の存在にはじめて接することになる[5]（傍点原著者）」ときに必要なことばである。個と個の一対一の対応だけではなく、場に落とし込まれた他者である個は、私という個ではない。

理学療法は科学的思考によって成り立っているが、治療行為は理学療法士の個人的・感覚的経験と患者の反応との身体的応答の中で成立する。理学療法士の触る・握るは同時に患者の触られる・握られるとなり、感覚が融合する（合わさる）ように捉えられる。その感覚が身につくと患者の痛みの部位や程度が

比較的正確に、わかるようになってくる。これは熟達者の技能であり、理学療法士としての度重なる反応の蓄積からの内省によって導かれる感覚である。この感覚は科学的に説明の難しい技能であり、それは簡単にことばで説明できない。個が個の説明をすることばを探さなければならない（自己の内省を説明することば）。

　物事を考えるときや決定するときの根拠には大きく分け2種類あり、「専門家による研究の結果」と「観察に基づく仮説」である。理学療法士は臨床において、動作や行為の観察と対話的応答、科学的根拠の情報を統合し診療している。拡張して説明すると、理学療法は、自己と他者の対話と応答であり、その上に科学的ガイドライン（科学的根拠に基づいた医療）をのせ、観察から仮説を立て経験的に思考し、行為（治療）する職業である。そのように考える筆者にとって対話と応答とは個と場をことばでつなぐ臨床の知として最も重要な因子である。

　自己の身体と精神には、あいだ・つながり・架け橋のような介在する何かがある。身体でわかることと精神でわかることを分別し、自他共に納得できる説明は難しい。ことばで自己の状況を理解した後に、他者へ説明し理解を得る。また逆に、他者への説明から自己を理解することもある。その際もことばがあいだにある。導き出されることばは必ずしも答えではないかもしれないが、その答えを問いに変え、また新たに問い続けることからしか、方法はないであろう。

　自己と他者や自己の内省での対話において、ことばが往還しつなぐことから様々なもの・ことに応答できる。またその応答から自己を省みて、理解の掌握の手助けとし、自分を通して見える世界が変容していく。それは物語り（ナラティブ）的理解であり、ことばは流れ去るのではなく自己の中に積み重なり経験となる。それを誰かに伝えるために再現するとき、ことばになる。そして、対話になりことばが往還する。

　このようなことばの往還や応答を考える専門学問が臨床哲学であろう。臨床哲学はフィールド（臨床）の中で行動し哲学する学問であると考えられる。理学療法のフィールドから悩みを持ち関与してきた筆者にとって現場にある課題

への向き合い方を考えさせてくれる学問である。また、さまざまな意味を持つ臨床哲学を説明するにあたって著者は浜渦辰二の「異なる背景をもった者同士の「対話」」とし、それを「越境する知としての臨床哲学」「対話としての臨床哲学」[6]と説明する理解に寄り添っており、対話と応答の哲学であると捉えている。

また経験と観察を積み重ねた物語的主観、科学的根拠と観察による仮説から治療する理学療法学、事象を論理的に捉えことばで理解する哲学、これら3つの理解からの三点観測が筆者にとっての臨床哲学であると捉えている。三点はバランスをとりつつも境界を往還しながら著者という個と立っている状況の場の理解を作り上げている。

臨床における痛みの複雑なあり方（存在）を追うために、本書では医学的痛み、臨床的痛み、患者との対話と応答、痛みという語句の周辺とその根幹にある情動、社会を取り巻く痛み、身体と精神、痛みのナラティブとその対処、そして、それらをまとめ、痛みの存在意義について考察する。理学療法を哲学の専門的立場で概観するのではなく、これら多くの意味を包括的に捉えるために知は越境し、境界での葛藤で洗練した。崩れそうなバランスを三点で支え、そこからしか痛みの複雑なあり方についての回答を導き出せなかった。臨床を哲学するのではなく、臨床で哲学し、その知は拡散したが、集約し応答した。その営みが筆者にとっての理学療法学と臨床哲学のつながりであると捉えている。

6　本書の外観と用語説明

本書では、第Ⅱ章「痛みの医学的概念・分類」で、医学的に痛みがどのように取り扱われているのかを説明する。診断や治療に際して痛みの原因や種類を分別し、またトータルペインがどのように扱われているかを概観する。その中でいくつか筆者の経験した臨床例を挙げ、患者の訴えとしての痛みについても考察する。

第Ⅲ章「痛む人、苦しむ人」で、筆者の経験した臨床例と筆者自身の痛みの

経験を比較し、痛みがどのような苦しみであるか紹介する。筆者は理学療法学を学び始めて20年以上が経過し、数多くの症例に触れてきた。同じ診断名であっても訴えや症状に違いがあり、その都度、知識と経験に即した対応が必要となる。自身の病いの体験を通して患者の訴えにふれるとそれを追体験だと感じられ理解が深まるため、そのつながりを説明する。

第Ⅳ章「痛みを読み解く」で、医学的・臨床的に痛みについて考えたのち、国際疼痛学会の痛みの定義に沿って、痛みの概念について説明する。その中で特に、痛みの重要な構成因子である不快感について快と不快の違いから言及する。痛みに関係する様々な事例に触れ多面的に痛みを考える。不快な痛みと情動の関係を探ることから、痛みの役割についての考えを提示する。

第Ⅴ章「痛みの存在意義」で、各章で考察した痛みのあり方を踏まえ、最終的に痛みはなぜ不快なあり方であるのかという問いについて結論づける。私達にとってマイナス要因であるはずの痛みがなぜ存在しなくてはならないのか、その疑問に答える。

本書を読み進める上で使用する語句の使い分けについて説明する。

6－1　痛み・苦しみ・苦痛・苦悩

本書のテーマは「痛み」である。最終的にその意味を明らかにしたい語句であるため、ここで明確な説明は実のところ難しいが、考察を進める上でよりどころとしている意味は国際疼痛学会の痛みの定義である。定義では「（痛みとは）現にある、あるいは潜在的な組織損傷と関係づけられた、もしくはそのような損傷の観点から記述された、不快な感覚的、情動的経験である」とされている。また、定義についてはⅣ章で詳しく述べる。

次に、痛みによって起こりうる、もしくは関係する反応として①苦しみ、②苦痛、③苦悩の語句を多用している。使い分けとして①苦しみは「つらさ、耐えがたさ」の意味であり、その「苦しみが痛みによるもの、あるいは痛みを伴う場合」に②苦痛を使用する。そして、③苦悩は痛みのみならず「過去から未来に向けて悩む苦しむこと」の意味である。②の苦痛はより身体的苦しみであ

り、③の苦悩はより精神的な苦しみの意味で使用する。

6−2　経験と体験

本書では幾度となく「経験」と「体験」が語句として使用する。その使い分けを以下に解説する。

痛みは国際疼痛学会の定義にあるように感覚的・情動的な経験として捉えられる。ここでの「経験」はexperienceの訳語である。しかし、痛みは身体に関わる事象であるため「体験」の方がより適切な意味ではないかとも考えられる。そのため、「経験」と「体験」の意味の違いを事前に明確にする必要がある。

「経験」の辞書での意味は「実際に見たり、聞いたり、行ったりすること。また、それによって得た知識や技能」[7]とされている。「体験」は「自分が実際に身をもって経験すること」[8]である。辞書的な意味からのみ、その差を見ると「体験」は「経験」の中に含まれており、「身をもって」体感する感覚的な事象である。「経験」は「得た知識や技能」というように「身につく」事象であると捉えることができる。

人間のみならず多くの動物は痛むことによって行動の変容が起きる。痛みに関連する物事を危険と認知し、それに近づかないようにする（注意する）。これは痛みが「身をもって」体験した結果、「身につく」経験になった事象といえる。

6−3　病気・病い・疾病・疾患

「病気（sickness）」は一般的によく知られた語句であるものの、「病い（illness）」と「疾病（disease）」の両方を含んだ意味であるため、本書では米国の人類学者アラン・ヤングの区分[9]に従い語句を使用する。ヤングは人間が経験する病気経験の総体を病気（sickness）と名付けた。その構成要素として「病い」と「疾病」の2つのバンドのような領域があると仮定し、それぞれの領域に対処法をそれぞれ、「病い」は「癒し」（healing）に対し「疾病」は「治療」（curing）と名付けた。また、診断され「疾病」の特徴が明確になった

ものには「疾患」の語句を使用している。

6－4　怪我・損傷・障害

　一般的に外傷によって起こる損傷を「怪我」と呼ぶ。しかし、これは医学用語ではないため、本書では「損傷」を当てている。また、その損傷が外的に受けた際には「外傷」とし、それによって起きる機能的変調を「機能不全」としている。医療のみならず、一般的に機能不全を指す語句として「障害」が使用されるケースが多いが、本書ではこの語句はマイナスのイメージを引き起こす用語であるため引用など以外では使わない。

6－5　しびれ・麻痺

　医学用語として「しびれ（痺れ）」や「麻痺」をたびたび使用している。
　本書において「しびれ」とは主に神経の圧迫などによって起こる感覚異常を指す。多くの場合、その感覚領域が刺激されていないにもかかわらず、チリチリもしくはチクチクした感覚を覚える症状である。また、痺れた部位に触れられると不快な異常感覚を呈すことが多い。
　「感覚麻痺」は神経の損傷や異常によって起こる鈍麻（にぶい）・脱失（完全にない）症状を指す。また、「感覚麻痺」と「運動麻痺」は意味が違い、どちらも神経の損傷などによって起こるものの、損傷される神経が感覚神経の場合は「感覚鈍麻・脱失」、運動神経の場合は「運動麻痺（片麻痺、四肢麻痺など）」を説明している。

痛みの医学的概念・分類

　医学的には、痛みは外的な刺激に対して、その部位が危険に曝されていることを知らせる徴候としての働きがあるとされる。刺激や受容器や機能によって痛みの分類方法がいくつもある。痛みが発生する部位によって痛みの感じ方が異なり、また、痛みを発生させる刺激が変われば、身体における痛みの意味が変化する。医学においては、痛みの存在の様相を理解し、正体を捉え、それを治療するために多くの種類に分けている。また、原因に応じて痛みの対処法を変えている。

　痛みに対する医学的概念は、医学の発達とともに変化し、治療法も種々確立されてきている。特に鎮痛剤の発達によって、ほとんどの痛みに対処できるようになってきている。しかし、数多くの人間が日々の生活の過程で痛みを体験し、それが緩和されないことに苦悩している。人間は、なぜ痛みによって苦悩するのか、そのことを考察する上で、医学的な痛みの概念と分類を確認し、解説することから本書の内容を始める。

　また、単純に文献から痛みの概念を解説するのではなく、筆者自身の理学療法士としての臨床経験を踏まえ、患者の訴える痛みについても考察を加えたい。そして、痛みよって生活の変容を強いられた例や環境を変革することで痛みや苦悩を克服した例など、多岐にわたり痛みについて検証したい。

　本章では医学の観点で人間の生活機能を考察する際にICFの生活機能モデルに即して説明する。健康状態あるいは疾病・病気への要素を6項目に分類している。その中で、痛みは構成要素の心身機能・身体構造の項目に含まれる。ま

た痛みは活動や参加、個人因子、環境因子と密接に相互作用しながら健康へ影響する。このモデルから痛みは感覚としてのみではなく、様々な影響関係の中で捉える必要がある。

痛みは複雑であると考える際に、切り口を間違えないようにしなければならない。特に医学的な視点では発生の因果関係を見つけられなければ、治療によって根治をできず、対症療法になってしまう恐れがある。ICFは影響関係の中から痛みを追うことができ、一人の人間を考える上では理想的なモデルを提供している。

本章の節ではICFの項目に準じて論じつつ、痛みの医学的概念を説明し、痛みを主として扱うフィールドである医療の中でどのように考えられているのかを明らかにすることが目的である。

1 痛みの発生する部位における分類（身体構造）

痛みは、その出現部位によって痛みの種類や感じ方の強弱に相違がある。痛みの発生部位から捉えると1－1表在痛、1－2深部痛、1－3内臓痛、1－4中枢痛に分けられる。以下にそれらを解説する[10), 11), 12), 13)]。

1－1 表在痛

表在痛は、人間の身体全体を覆う皮膚（上皮組織[iv]）にある痛みである。皮膚は身体全体を隈なく包み込み、いくつか穴（口、鼻、肛門など）があり、その内面にも上皮組織が張り巡らされている。そして、それらは一枚で切れ目なくつながっている。「私の身体」と表現した場合、この皮膚に囲まれた全体を指し、そこから外にあるものは通常、「私」としては感覚されない。

皮膚全体に埋め込まれている痛みを感じる受容器は刺激の感受方法によって(1)侵害受容器、(2)ポリモーダル受容器[v]の2種類に分けられている。

(1)侵害受容器を刺激する針で刺されたような鋭い刺激やひっぱたかれた時、

---

iv) 上皮組織とは体の表面や中空器官の内面を覆う細胞層である。

皮膚表面がビリビリするような、またその後に熱くなるような刺激を侵害受容性刺激と呼ぶ。おそらく、この痛みが一般的であり、私達が感じる代表的な痛みの1つである。

（2）ポリモーダル受容器の働きは、特定の刺激に対してではなく、触っている、圧迫されているなどの多種類の刺激に反応することである。単純な圧迫などでは痛みにならず、時間的（長い時間の圧迫）・空間的（範囲が狭い部分の圧迫）に荷重された時に反応するのが大きな特徴である。細い紐などで長い時間圧迫され、身体に損傷が生じそうな時に、その状況を変化させるように痛みとして情報が伝達するのである。身体の表面にはこれらの受容器が数多く存在することで、私達は外的な危険から身体をいかなる時でも護る準備をしているのである。

また、身体の部位によっては受容器の分布数が異なり、痛みの感じ方も異なる。その代表的な部位として、わかりやすいのが手掌（手のひら）と手背（手の甲）である。手掌はものに触れる、ものを握るなど頻繁に刺激を受けているため刺激の閾値が高くなっている。もし、閾値が低ければ、作業中などに痛みを感じやすくなり、たびたび作業を中断せざるを得なくなる。おそらく、種としてのヒトの生活の変遷の過程で生物学的に環境への順応性と適応性が進化したのであろう。

このように機能的理由で受容器の分布数の相違はあるが、皮膚全体に受容器は存在している。そして、人間が作業や動作をする際に、皮膚感覚からのフィードバックによって人間は、姿勢を選択する。例えば、椅子に座っている際、両臀部に同じような圧を加える姿勢は、左右の配列が良いため、りりしい姿勢になる。しかし、多くの人は足を組む姿勢を取り、左右どちらか一方の殿部に強い圧を荷重する傾向がある。一定の時間が経過すると圧が高い方の殿部に違和感を覚え、脚を組み替えるなどして除圧処置をとる。除圧しなければ殿部に血行不全を起こしてしまい、ポリモーダル受容性刺激による痛みが発生す

---

v）ポリモーダル受容器は、侵害性、非侵害性にかかわらず、機械的刺激、熱刺激、化学的刺激が与えられると興奮する。ポリモーダルの「ポリ」は多様な、「モーダル」は様式という意味である。

る。そのことを私達はあらかじめ知っているため、痛みが起きる前に対策を行うのである。例えば、脊髄損傷患者で感覚低下を呈する対象者は痛み感覚がなく、血行不全から褥瘡が多々生じやすい。正常な感覚がある場合は、身体表面の機能的な役割によって、痛みが生じないように保護しているのである。

1−2　深部痛

　深部痛は、身体の内部に発生する痛みを指す。主に筋肉や骨、関節（以下、筋骨格系）にあり、私達が普段経験する症状としては、肩こりや腰痛などである。日本において肩こりや腰痛は、「国民病」とも呼ばれ、数多くの人間が人生の過程で体験する。深部痛は、表在痛とは異なり、重苦しい痛みを感じる。それは持続的な痛み（ズキズキする）ではなく、動きに連動して痛みが現れる。例えば、筋肉を強く圧迫すると圧痛が発生する。

　筋骨格系は「運動器」と呼ばれ、身体の運動の動力や軸となっている。つまり、身体運動とは、地表などの安定した場所に対して、骨で身体を安定させ、関節を軸に筋の収縮を動力として作業や動作する。これは「角運動」と呼ばれている。人間を含め、動物の多くはこのような筋骨格系での運動を基軸にして活動している。

　筋骨格系の運動は重力に抗した状況で遂行される。人間の活動は、寝る・寝返る・起き上がる・座る・立ち上がる・立つ・歩くという基本動作によって構成されている。そのため、筋骨格の痛みは、これらの動作のマイナス要因となる。筋骨格系の痛みである肩こり症状は長時間の座位姿勢の仕事で生じやすく、腰痛は立位姿勢の仕事で生じやすい。これらの痛みは安静時には軽くなったり、無くなったりすることもあるが、動くと痛い、休むと楽になることを繰り返すのが特徴であると言える。そのような痛みは「疼く」と表現されている。

　肩こりや腰痛などの他の特徴の1つとして、自身の感覚で痛みの部位を特定的に捉えにくいことがあげられる。深部痛では、痛みの部位ではなく総体的に捉えられる。つまり、「肩が痛い」「腰が痛い」と表現し、全体的に痛みが広がっているように捉えるのである。問診の際に「腰が痛い」と言っていたが、圧痛点を触診しても最も痛い部位は腰ではなく、背中であることもある。圧痛

点の刺激では「そこが最も痛い」と表現されるのだが、その部位は本人が痛いと感じていた部位とは誤差があることもある。

　肩こりや腰痛は数多くの人間が罹患し、それによって苦しんでいるはずであるにもかかわらず、本人から、「どこが痛くて苦しんでいるのかをわかっていない」と伝えられると、臨床現場における謎解きの模索は、痛みの存在の不可解さを含め、難解な課題として臨床家に迫るのである。

　頭痛は数多くの人間が感じる痛みの1つである。その原因として最も多いのは、筋緊張性頭痛であるため、頭痛は深部痛の代表である。頭重感はまさに深部痛であり、頭部や頸部の筋緊張が亢進して起こる。筋緊張が亢進する理由は主に姿勢不良と筋力低下である。筋緊張性頭痛の発症メカニズムは明らかであるのだが、頭痛を起こしている対象者に対して頭頸部の筋力トレーニングや脊柱アライメント[vi]の調整を指導しても真面目に理解してもらえないことがある。その理由は、頭痛は文字通り「頭が痛い」のであり、頸の自発痛はなく、姿勢が悪いことが頭痛原因の理解に結び付かないのであろう。

　肩こりの部位や頭痛の原因からわかるように、私達が普段から感じている痛みは個人的な体験であると捉えられる。自己の痛み感覚は誰のものでもなく、己のものであることを人間は知っている。このことは、患者の治療経験を積み重ねると理解できる事象である。

1−3　内臓痛

　深部痛とかかわりがある痛みとして内臓痛があげられる。内臓痛の原因となる部位は胃や腸といった消化器、心臓や血管などの循環器、肺や気管などの呼吸器、膀胱や尿管といった泌尿器、ホルモンを作る内分泌系などである。解剖学的に内臓における感覚受容器の分布は不明確とされており、皮膚や筋骨格のようにまんべんなく、どこにでもあるわけではない。例えば、肺には感覚受容器がない。また、虫垂炎の初期症状は胃痛として起きるなど、部位と痛みの関

---

vi）アライメントとは配列を意味し、脊柱のアライメント調整とはゆがんだ脊柱の配列を正しい位置に戻す治療を指す。

係は不明確であることが多い。患者本人は腰痛として感じていた痛みが、結石などの内臓からの症状であったという症例は多い。結石などによって起こる疝痛は関連痛[vii]として特別な呼び方もある。

　内臓痛は、他の痛みと違い特有な不快感を伴うことがある。腹痛時の悪心や冷感といった自律神経反射などによって痛みに付け加えて体調不良が引き起こされる。また急性の腹痛において筋性の防御などの体性神経反射を伴うこともある。

　内臓の多くは自律神経で支配されている器官であり、己の意思とは関係なく機能する。そのため痛みが引き起こされることの予測が難しい場合がある。筋骨格系のように己の意思で随意的に動かし、その結果、筋肉痛を起こすというメカニズムではない。また、姿勢変換を制限し、痛みが緩和するといった操作的な変化も起こりにくい。内臓は己の身体の中にあるのだが、常に己のものであるとの感覚はない。今日の膵臓の調子は良いと感覚し、成長ホルモンを甲状腺から少し多めに分泌するといった操作はできない。

1－4　中枢痛

　中枢痛は脳や脊髄の損傷によって侵害受容刺激がなく、刺激との応答関係が明確ではない痛みである。中枢痛の代表は視床痛[viii]と幻影痛（幻肢痛）である。これらの痛みは医学的に治療法が確立されておらず、難治性疼痛として捉えられている。また、その痛みは自発性定常痛（灼熱痛）、間欠電撃痛、有発痛の3要素があり、これらによって患者はひどい苦しみを覚える。患者はそれらの痛みの持続によって、うつ状態に陥ることもしばしばある。ただし、中枢痛は前述の表在痛、深部痛、内臓痛のように誰にでも生じる痛みではない。視床痛は、視床出血後の後遺症として発生し、幻影痛は四肢の切断後の後遺症として出現する。そのため、身近な痛みとは言えない。しかし、刺激と応答の関係が不明瞭であり、治療困難であるため患者の苦しみは辛い。

---

vii) 痛みとなる原因が生じた部位から離れた場所に感じる痛みのことを指し、関連痛はしばし深部組織：内臓、筋肉、関節の損傷によって起こるとされている。

viii) 視床の機能については2－2神経因性疼痛で説明する。

2 痛みの種類（心身機能）

　ここまで痛みが生じる部位による特徴を説明した。次に痛みの種類（痛み方）について記述する。表在痛の項で述べた侵害受容性疼痛、神経損傷で生じる神経因性痛、刺激に無関係に生じる非器質性疼痛の3種類について解説する。

2-1　侵害受容性疼痛

　侵害受容性疼痛とは、組織の損傷、あるいはその危険性を誘発する刺激が身体に加わった場合に発生する痛みである。この痛みは危険因子に対して身体に警告を喚起するものであり、生理的な痛みと炎症性の痛みに分類される。人間が日々の生活の中で経験する痛みのほとんどは、この侵害受容性疼痛である可能性が高い。また、痛みとして感じる場合、組織損傷との関連性が高いため、数多くの人間に実感される痛みである。この侵害受容性疼痛は警告系疼痛であると捉えられ、その作用は人間のみならず、例えばダンゴムシが刺激に対して身体を丸めることと同じである。生物が進化する過程において、その機能は受け継がれており、人間においても生きていくための重要な機能として温存されている。

　侵害受容性疼痛は、身体への危険情報を速い速度の神経（Aδ線維：秒速12～30m）によって脳へ警告を伝える。この経路は生物の進化の過程で発達したとされる。人間が痛みを感じる際に、鋭い痛みの後に鈍い痛みを覚える。この痛みは速い神経と同時に遅い神経（C線維：秒速0.5～2.3m）による作用である。身体が侵害受容刺激を受容した際に、ポリモーダル受容器も同時に刺激されることによって生じ、身体は危険から身を護るために、この2種類の痛みによって管理保護されている。

　侵害受容性疼痛においても他の痛み同様に不快感を伴う。この不快感によって危険が生じた時に対処をするだけではなく、あらかじめ危険なことはしない、危険に近づかないといった防御策を講じている。これらは人間が生きていく上で欠くことのできない重要な機能である。痛みという感覚機能だけでは危険に対する警戒意識は希薄であり、危険な行動を繰り返す可能性が高いため痛みの

発生に伴う不快感は、生命維持に極めて重要な機能である。痛みと同じ体性感覚である触覚は、不快感を伴うことはないため、いつ何に触れたのかを特別に意識しない限りその都度気にすることはない。また、何に触れているのかを理解することもない。

　本書を書いている筆者の体性感覚は、右手でボールペンを握り、左手でノートを押さえ、肘を机について椅子に座り、右脚は左脚の上に組み、左足底で体重を支えている[ix]。また、右側からくるエアコンの風、首の調子が悪いため着用している頸椎カラーが顎を押し上げてくる感覚、そして、着用している服の感触、己の姿勢、空間などを認知できる。

　触覚は、身体が現在いかなる姿勢を取り、各関節角度がどの程度であり、どの部位で身体を支えているのかといった情報を脳にフィードバックし、その状態を維持すべきかどうかを全身の骨格筋に無意識的に指令を出す。このような感覚の認知と運動情報の指示は自律的に行われており、私達の意識に常に現れてこない。しかし、痛みはそれが現れている部位を示してくれる。例えば、不快感を伴う殿部の痛みを回避するために、時々姿勢を変えるのも自律的に遂行される。組んでいる脚を下ろし、両脚で体重を支え、殿部の圧を分散しなければ、さらなる痛みが増悪することを経験的に認知しているからである。一度痛みが生じると、少しの痛みであってもそれが強くなることに不快に感じ、それを避けようとして姿勢を変える。そして、その姿勢を維持し続けると他の部位の痛みが生じるまでその姿勢を保持する。

　このように痛みが一度生じると、その痛みが増悪しないようにするための身体の防衛策はわかりやすい。侵害受容性疼痛は、外的な刺激に対して危険から身体を護るための役割があることに間違いはなく、情動としての不快感を伴い痛みへの嫌悪感を忘却することなく、同じような姿勢の保持や行動によって身体への負担や損傷に留意している。長生きするためにも危険な状況を回避することが必要不可欠であることは言うまでもない。

　身体を無痛状態で維持していく活動を生きることとして捉えた場合、逆説的

---

ix）本書の半分以上は手書き文章をワープロソフトで打ち直したものである。

には痛みがなければないで、長生きできないとの説が成り立つ。その例として、先天性無痛・無汗症（Congenital Insensitivity to Pain）[x]である。この疾患は遺伝子異常であり、診断名の如く先天的に痛みを感じることと発汗できないのであるが、病因は不明で未だ治療方法はない。

　一般的に、生まれて間もない乳幼児の痛みの有無の判定はできないと言われている。親は、乳幼児の空腹や排尿・排便などによるおむつの不快感のために泣くことで状況を判断する。乳幼児は誕生から約6か月で寝返り、そこからずり這い、いざり移動、8か月ほどで四つ這い移動に変化する。12か月前後には立ち上りから歩行動作を開始する。これらの行動は身体の成長と外界への興味を抱き始めることによって発達する。乳幼児自身の移動が不安定ながらも可能になると探索行動が活発になり、行動範囲が拡大して高い位置にある物を取ろうとするが、成功と失敗を繰り返す。乳幼児は容易に転倒して身体を何かに接触・衝突するなどの行動を通して痛みを経験する。多くの場合、転倒した乳幼児は、痛みのために泣くのではなく驚いて泣くことの例が多く、それは、親の注意を引き保護を求める行為のように思える。歩行が安定し速度も速くなると前方へ勢いよく転倒して顔面や頭を強打することがある。このような場合は驚きではなく痛みのために泣き、親に訴えることよりも痛みに耐えられずに大きな声で長い時間泣くことがある。上記の例は、子育て経験のある筆者の観察からも理解していると感じている。

　先天性無痛・無汗症の症例では、転倒後に驚いて泣くことはある、処女歩行の時期には異常性の識別は困難である。しかし、勢いよく転倒して頭を強打しても驚いた時と同じような泣き方であり、親はそのことに不思議な印象を持ち始める。テーブルの角に頭部が当たったりすれば、通常なら、痛みによる回避行動をとるはずなのだが、先天性無痛・無汗症のケース（症例）では、それに反する行動を繰り返す。そのため、子どもの異常について痛みに対する反応が普通でないことにやっと気づくのである（診断に関しては、痛みの反応だけで

---

[x] 『疼痛学序説』p.60における訳者注に、「その典型的な例では脳の発達遅滞を伴う。この先天異常が、神経成長因子受容体TrkA遺伝子の欠損による常染色体性劣性遺伝であることを犬堂康弘ら（1996）が発見した」と説明されている。

はなく、発汗しないことで頻繁に発熱することが判断の徴候になる）。

　この疾患の特徴として発達遅滞を伴うことが挙げられる。この病気に対する有効な治療方法はないため、痛みを感覚としてではなく、行動の経験として学習させる必要性がある。しかし、言語理解が乏しいケースが多く、説明して理解を得ることは難しい。したがって、やむをえないと言えるが、叱ってでも子どもが嫌がる躾を行い、危険な行動を回避させる対応が有効となる。「痛いからしない」ではなく、「叱られるからしない」という認知の変換によって行動を変容させる必要がある。この方法によって成長していく過程で危険の回避を学習するのである。

　だが、認知することで痛みを回避したとしても限界がある。普通に痛みを感じている人間も危険を回避しながら生きているが、毎日のように身体のどこかを傷つける可能性は高いと言える。痛む部位が気にならないこともあれば、痛みが引くまで少し休むこともある。人間は、基本的に身体を護るための行動を優先する。痛みがなければ、身体を休める暇がない。その結果、先天性無痛・無汗症のケースでは、軽傷でも悪化する傾向にある。特に足首の損傷が多く、何度も捻挫と骨折を繰り返し、痛みを感じないため安静期間を保持できずに治癒していないまま行動する。その結果、最終的には関節が変形し歩行が困難になる。

　この疾患の場合は、長生きすることは難しい。個人差はあるが、以前には平均年齢20歳までが大半であったが、ほとんどのケースにおいて損傷を起因した感染症で亡くなる。近年では医療水準の向上により寿命は延びているものの、痛みがある人間に比べると短いことから、この疾患からわかるように痛みは、生きるために必要不可欠であることが明言できる。

　いくつかの例を示し侵害受容性疼痛について解説した。この痛みについては進化の過程からしても身体を保護するために重要な機能であることがわかっている。そして、この痛みは刺激と反応の相互関係性が明確であり、なぜ痛いのかという問いに誰もが回答しやすい。そして、この現象は非常に身近であるため、痛みは侵害受容性疼痛として捉えられている。しかし、痛みにはまだ多種類あり、聞きなれない痛みについてさらに考察を続ける。

2−2 神経因性疼痛

神経因性疼痛は、「神経障害性疼痛」[xi] という別名が提唱されている[xii]。薬での対応が一部可能になったとして、広く紹介されるようになった（なお、本書では神経因性疼痛を使用する）。主に末梢神経による痛みであり、後発の「神経障害性」との名前の通り、神経の一部が損傷されて疼痛が発生することを指す。末梢神経には皮節（皮膚）、筋節（筋肉）、硬節（骨）の支配領域があり、侵害受容性疼痛の場合は傷の部位と痛みの部位が同じであり、痛みが生じた理由が本人にも分かりやすいものである。しかし、神経の損傷では、神経損傷部位と痛みの発生部位が異なる。また、痛みだけではなくしびれ感を伴い、熱感や冷感を呈することもある。そのため、感じ方が複雑になり、さらに、神経の損傷では感覚だけではなく筋の麻痺などの運動機能不全を起こすことも多々あるのが特徴である。

神経因性疼痛を起こす代表的疾患は腰椎椎間板ヘルニアである。腰椎椎間板ヘルニアは脊柱を構成する椎骨の間にある椎間板が機械的刺激により圧迫され、椎間板内の髄核がその構成体から突出（ヘルニア）して、そのヘルニアが神経や血管などを圧迫することによって痛みやしびれ、感覚麻痺などを呈する。重いものを持ち上げたことがきっかけになるとか、腰に負担をかける動作を反復することで発生しやすく、整形外科領域では数多い疾患である。腰椎椎間板ヘルニアによって起こる腰痛は、主に3種類であり、(1) 筋・筋膜性、(2) 椎間関節性、(3) 神経圧迫性である。(1) と (2) は侵害受容性疼痛であり、(3) は神経因性である。

腰痛椎間板ヘルニアは腰部の損傷だが、腰の症状のみならず大腿後面や足先に症状が現れやすい。椎間板ヘルニアの診断を受けると、神経が圧迫されてしびれ感覚が現れている。メカニズムとしては理解できるが、痛みやしびれ感覚

---

xi) ここでは固有名詞のため「障害」の語句を使用する。
xii) 神経因性疼痛は国際疼痛学会による慢性痛分類の改定を受けて、神経因性疼痛と神経障害性疼痛に分けられた。その定義では、神経因性疼痛とは「末梢あるいは中枢神経系における原発病変、機能異常、あるいは一過性の混乱を契機とし、あるいは原因として生じる痛み」とし、神経障害性疼痛とは「神経系の原発性病変あるいは機能障害を契機とし、あるいは原因として生じる痛み」と解説している。

が足部に現れると足部が悪いのではないのかと不可解な気持ちになる。また、症状を緩和させるために直接的に足部の治療をするのではなく、体幹をストレッチ、筋力増強運動を行うこともある。それですぐに症状が緩和すれば納得できるが、臨床症状として神経因性疼痛は長く続くことが多く、足部の症状に対して治療を受けたいと訴えるケース症例も多い。原因と症状の因果関係が明確でなければ、診断に対しても懐疑的になる。辛抱して続けるように言われたトレーニングを欠かさずやることで症状が緩和することがほとんどであるが、患者の多くが必ずしも忍耐強いとは言えない。そのため、症状を残存させたまま慢性疼痛が持続することになる。

　神経因性疼痛は腰椎椎間板ヘルニアのような末梢神経の損傷だけではなく、中枢神経系でも発生する。先に述べた中枢痛がそれに該当する。中枢痛の痛みの中で一番苦しみが強いと言われているのが視床痛である。視床は解剖学的に間脳の一部であり、その機能は嗅覚を除いた感覚の中枢である。ほとんどの感覚の求心性経路は視床を経て、大脳皮質の感覚野に連絡し、多くの感覚が人間の認知となる。この視床が脳血管損傷などによって機能低下をきたすと誤作動が生じる。身体に損傷がなくても間違った痛みの情報を大脳に投射することになれば痛みを感じるようになる。視床痛の患者は生活の中で、常時痛みを感じ、それから逃避できず、強い苦しみを覚える。身体に損傷がないにもかかわらず痛み続け、解決できない苦悩として残れば、鬱状態に落ち込むケースも少なくない。また視床損傷のケースでは体性感覚は鈍麻もしくは脱失状態であるにもかかわらず、痛みだけが鋭敏であるため、少し体に触れただけでも痛みを訴える。このような状態を「アロディニア」と呼ぶ。目に見える原因と結果が患者にとって明確にならない場合が多く、鋭痛・鈍痛のように比較的認知しやすい痛みではないため、苦しみが強いケースが多い。

　神経因性疼痛は侵害受容性疼痛に比べて治療が難しく、患者を悩ますことが多い。しかし、医学的な見解では神経損傷であるため、この痛みについての治療法が十分に確立されているとは言えないが、痛みの発生における因果関係が解明されていることで回復の糸口がつかめると思われる。次に紹介する非器質性疼痛はこの因果関係がなく、さらに回復への道のりが遠く、患者にとっても、

医療者にとっても対峙するのが難しい痛みである。

2-3 非器質性疼痛

　この痛みは、以前には「心因性疼痛」と呼ばれていた。しかし、必ずしも精神面の原因で痛みが発生するのではなく、心因性疼痛を小項目とし、大項目として非器質性疼痛に分類された。この痛みは医学的にも原因が不明瞭であり、現実的には痛みのみ存在する。そのため、ほとんどの場合、治療法がなく、難治性となる。身体の損傷部位が見いだせないことで、WHOの区分けでは、International Statistical Classification of Diseases and Related Health Problems：ICD（国際疾病分類）[xiii] とDiagnostic and Statistical Manual of Mental Disorders：DSM（精神疾患と統計の診断マニュアル）[xiv] の両方に区分されている。そして、DSMでは身体表現性疾患（障害）に区分されている。身体の症状だけではなく、精神の症状であるという考え方である。この痛みに苦しむ多くのケースが原因不明であることに精神的・社会的な苦しみを感じ、治療に際しては医療を超えたアプローチやケアが必要になる。

　身体に痛みを覚え、病院に行き身体表現性疾患と診断され、多角的なアプローチを受け入れていく中で痛みが改善していけば良いが、増悪していくケースもある。非器質性疼痛の小項目分類は、①心因性痛、②うつ症状を伴う痛みである。機能性身体症候群、身体表現性疾患は①に該当する。②の場合はうつ症状として痛むのか、痛みがきっかけでうつになったのか判断が難しい慢性痛である。うつ症状が緩和することで痛み症状も緩和することがあり、その場合はうつによって痛みが出現していたと推察できるが、痛みが原因であれば、うつ治療に注力しても原因を除去しない限り解決の目処が立たない。また、様々な疾患の中でうつと痛みは合併症状として扱われることが多い。しかし、痛み

[xiii] ICDは世界保健機関が取り決めた国際標準診断基準であり、診断を標準化し、世界各国での診断と治療を一定化するとともに、疾病データを的確に蓄積するために用いられている。
[xiv] DSMはアメリカ精神医学会が取り決めた精神疾患の分類である。この取り決めによって精神科医間で精神疾患診断が異なるという診断の信頼性に対応したものである。

は症状として過小評価され、治療対象としては下位になり、その結果、臨床的に治療予後は、ますます増悪するケースも多い。痛みが過小評価されるのは、その痛みが侵害受容性疼痛であれば鎮痛剤でコントロールできると考える医療者が多く、鎮痛剤が効かない痛みは痛みではないと除外する傾向があるためであろう。

　近年、非器質性疼痛の中で重要な位置付けになってきたのは、機能性身体症候群である。これは、医学的な諸検査で器質的あるいは特異的病理所見が明らかにできない持続的な身体愁訴を特徴とする症候群であり、苦痛を感じ日常生活に不自由をきたすのである。前述の身体表現性疾患とは異なり、身体の様々な部位に痛み、種々の臓器系の機能不全と倦怠感、易疲労を呈する状態になることが特徴である。その代表としてあげられるのは、過敏性腸症候群、慢性疲労症候群、線維筋痛症である。中でも特に痛みの訴えが強い線維筋痛症は、全身に広がった痛みと慢性的な筋痛を呈する。この病気の原因は不明であるが、罹患する90％が女性である。この病気は器質的ではなく機能的な痛みを伴うため、侵害受容性でもなく、神経因性でもなく、治療方法が不明であり、患者と医療者の双方にとって長期にわたるキュアとケアが求められる。

　非器質性疼痛は器質的ではなく、機能的な痛みであると述べたが、どこの部位の機能であるかの定義は明確になっていない。この定義は不明確であれ機能的な痛みがあるため、少なくとも器質的な変調が認められないとのことですべてが心因性であり、精神科や心療内科の受診を患者に勧めることは必ずしも適切ではない。過去においては、医学的観点からほとんどの痛みは解決できる症状であると思われる傾向にあった。患者の訴えによって検査結果を重要視し、痛みは警告の徴候に過ぎず身体への刺激がなくなれば痛みもなくなるはずであると思われていた。さらに、痛みが消失しないのは身体の異常ではなく、心の変調もしくは病気であり、医学的には痛みがないと判定されていた。このように判定されたケースを心気症と呼び、病気にかかっていると思い込んでいるだけだと思われていた。

　最近になり非器質性疼痛ということばが誕生し、患者においても医療者においても原因と結果が結びつかない痛みの存在もあることが認知されるように

なってきた。仮に診断名が付けられたとしても、患者の抱える痛みが解消するわけではない。しかし、痛みが止まない状態の時に医療者から「あなたの心のせいです」と責められ、二重に苦しんだ患者たちには、痛みが非器質的であったとしても、痛みに苦しむのである。医療者が痛みの生じる理由に関する「説明と同意」の機会を提供すれば、患者は幾分でも救われる気分になるのではないだろうか。

　非器質性疼痛を含め痛みが治りにくい症状を慢性痛と呼ぶ。その対義語は急性痛であり、侵害受容性疼痛はその代表である。また、神経因性痛は急性痛として現れ、その後に慢性痛に移行していくことが多い。非器質性疼痛はほとんどが慢性痛であり、長い経過をたどるため、痛みが慢性化すると発生原因がわかりにくくなる。病気全体に言えることであるが、一次的な病変によって体調を崩し、回復が思わしくない場合には、徐々に体力が低下する。体力が低下すると、その他の症状が重なって現れることを「二次病変」と呼ぶ。これは主病変を契機に生じ、症状が複雑に混在しているため、主病変の症状が潜伏してしまうこともある。

　例えば、手首のコーレス骨折[xv]後にシーネ（副子）で固定し、その期間に手指を動かさずにいる状況を想定してみよう。また、手が腫脹しシーネの中で圧迫を受ければ、徐々に手指の関節拘縮をきたすことになる。4〜6週の固定期間後、理学療法が開始された際に、骨折による手首の痛みはないにもかかわらず、手全体の腫脹（しゅちょう）と手指の拘縮（こうしゅく）が主訴になることがある。この腫脹と拘縮は二次性病変であるが、これによって手指に痛みが生じる例が多く、動かさないままにしておけば、拘縮は段階的に進行してしまう。個人差もあるが元のように手指が動くようになるまでに1年以上の時間を要するケースも少なくない。

　二次性病変によって起きた手指の痛みは、手指の骨折とは直接関係ない。しかし、骨折と固定を契機に腫脹を起こし、血管や神経が圧迫され、手指を動か

---

xv）コーレス骨折とは橈骨遠位端骨折（手首）を指し、フォーク状骨折とも言われる。高齢者の三大骨折の1つであり、転倒の際に防衛反応的に地面に手をつくなどして受傷する。

せないことで廃用性拘縮を発症する。慢性痛は種々の要因が重複することで、治療効果を得ることは困難になるため、一次病変の治療と二次病変の治療を並行して実施する必要性がある。それでも、現代の日本医療制度では一診断一治療であるため、治療対象は一次病変に傾注される。よって、二次病変に対する根本的な対応策は、その予防に最善を尽くすことが重要となる。

慢性痛を有する代表的症状は肩こりと腰痛であろう。これらの経過は長期に及ぶため、年単位での治療を要することになる。痛みの経過は常に同様ではなく、容態を変えながら持続する。数十年間、痛みと共存しているケースもあるが、長期間、共存できる理由としては、常に痛みが持続するわけではなく、特異的な姿勢を取ることによって痛みが再現すると思われる。痛みが強くなり日常生活に影響が現れると受診して診断を受けても、湿布と鎮痛剤を処方されことが多い。診療所や病院の医療者は、症状が悪化するとか一定の期間を経過したら再度受診するように告げられる。鎮痛剤の効果は明確に現れることが多く、一気に症状が緩和する。それによって治癒したと感じるケースも多い。しかし、鎮痛剤は、発痛物質の発生を抑えたり、脳への求心性の感覚経路を麻痺させることで痛みを鈍化させているのであり、主病変への根本的な治療とは言えない。よって、一旦痛みが緩和しても、再度痛みが出現する。痛みの治療の多くが対症療法であるが、根本的な治療を行わない限り肩こりや腰痛は完治しない。一般的には最初に対症療法を行い、痛みが無くなれば成功、持続すれば次の方法で対処するトライアンドエラーを繰り返す。そして、症状の緩和効果が得られなければ対応策がなくなり、長期にわたり増悪と寛解とを繰り返す過程で慢性化した痛みに苦しみを背負うことになる。

慢性痛の病態の捉え方として「慢性痛症」というものがある。これは熊澤らが提唱したもので、痛みのそのものを原因としてではなく、一つの病気として捉えるべきだという考え方である[14]。痛みを身体からの警告機能として捉えれば、非器質性疼痛においては、原因不明であるため適切な治療を行えない。そのため、慢性痛の発生そのものを病気として捉え、医療者は原因追及を目指すのではなく、痛みの緩和そのものを目指そうとする。この慢性痛症が起こりえるメカニズムは度重なる痛みによって痛みの感覚神経が変性（形が変わって元

に戻らない状態）してしまい、正常な機能を失った状態であると思われている。そのような状態で痛みそのものを緩和すると考えるのではなく、医療のみならず、心理面へのアプローチやソーシャルワーカーによってケアすることである。このような取り組みは日本においてまだ盛んに行われているわけではないが、1部ではあるが、集学的痛みの治療センターを設立して、慢性痛症の治療に当たっている医療機関もある。

3　がん性疼痛

がん性疼痛はここまで述べた3種類の痛みが結びつき、病状によって痛み方が変化する。主に、がんが原因になる痛み、がんに関連した痛み、がん治療に関連した痛み、がんに関係ない痛み（持病など）が絡み合い、その複雑さから、特に末期になれば日常生活の中で体験する痛みとは基本的に異なるものとされている。そのため、医学の中で特別にがん性疼痛の項目を設けて説明されることが多い。本章でも節を設けて説明する。

古い時代からがんに罹患すると強い痛みに襲われると信じられており、痛みとともに死にゆく病であるとイメージされている。がんの初期症状は様々であるが、末期になると約70％の患者が主症状として痛みを訴えるようになる。また、末期での痛みは全身的に生じ耐え難いものと表現されている。しかし、通常、痛み自体は直接的に死因になることはほとんどなく、死を連想させる痛みがあったとしても、それはあくまでも想像の世界である。

交通事故などで膝から下が潰されてしまい、引きちぎれた状態に損傷していた場合、客観的には猛烈な痛みが襲っていると想像される。しかし、患者の多くがその状態をそれほど痛くない、または痛くなかったと述べることもある。大きな損傷の際に強い痛みが発現しないのは脳の働きとして、痛みは重要な情報ではないと区分され、生命に関わる情報を中心に脳に送り、生きるための判断がなされている。その際の痛みは生きるために邪魔な情報であると判断されていると言える。損傷直後には、激痛を伴うが、身体の危機が去れば、信号を

識別する脳の機能が作用して痛みに適応するケースもあると思われる。

　がん性疼痛の場合は病気の進行に伴い徐々に痛みが強くなり、患者を苦しめる。末期では、中枢鎮痛剤であるモルヒネが処方されて、痛み中枢を機能させないようにするのである。また、一般的には麻薬であるモルヒネは、依存性が高いと言われているが、身体が非常に特殊な状態に陥っているためか、がん性疼痛の患者は、予想されるほどモルヒネ依存を起こさない。痛みとともに死に至るのが、がんという病の宿命であるにしても、痛みが強くなることで死へのカウントダウンが始まる。

　現代の医療ではがんに罹患すると必ず死ぬわけではなく、その種類によってはかなりの確率で完治することもあり、難治と呼ばれるがんでも100％の致死率ではない。がんによって死ななかった人間を「がんサバイバー」と呼び、その数は年々増加している。特に早期発見・早期治療によってがんは治る病気であるとの印象も高まってきた。しかし、統計的に日本人の死因の第1位はがんであり、この順位はここ数十年変わっていない。「がん情報サービス」[xvi], 15)によると、がんでの死亡率は10万人率が男性354.6人、女性229.2人である。1940年代は結核が1位であったが、抗結核薬によって、1950年代には1940年代に比べ死者は1/5にまで減り、現代では結核による死亡率は、結核予防会の発表では2010年の統計で10万人率18.2人である。がんに比べると1/20程度の死亡率である。

　がんによる死亡率は他の死因に比べ、総数は多く、また年々増加している。医学の発達によって人類は種々の病気を克服してきた。特に感染症や外傷、血管系、呼吸器系の疾患に起因する死亡者をこの100年で大きく減らしてきた。それにしても、人間は長く生きれば生きるほどがんに罹患する可能性が高くなり、長寿社会の延長は喜ばしい現象ではあるが、宿命的とも言えるのは、がんに罹患することなのであろう。

　末期がんの痛みは、ほとんどのがん罹患者の症状であるため、痛みの役割は

[xvi]　がんの情報に関する一般向けインターネットサイトであり、その中での統計情報を紹介している。

もはや警告ではなく、苦しみそのものであり、痛みに対応することが医療の至上の役割となる。死に至るまで高い「生活の質」（Quality of Life：QOL）を維持し、人生の終焉を受容もしくは安心して迎えるためには、疼痛コントロールが必須である。近年では薬剤の発達によって患者の痛みを以前に比べ随分と軽減できるようになったと言われている。死に至るまで痛みと共存するのではなく、痛みが増せば薬で落ち着ける方法であるセデーション（鎮痛）は、専門医の力量によって、適切かつ効果的に行われている。薬で鎮痛可能できたとしても、死を目前にした人間は、誰もが無力感に陥り、患者とその家族も不安や恐怖にさいなまれる。この種の容態による苦しみは、「こころの痛み」と表現される。

　身体に起きうる痛みと死を目前にした恐怖、助からないという諦め、まだ十分に生きていないという後悔、これらを含み人間は自己の身体や精神を超えた痛みを覚える。だが、このような痛みの現象を「ことば」で比喩的に表現しているだけなのかもしれない。このような身体的、精神的、社会的、霊的（スピリチュアル）な複合的痛みを「トータルペイン」と呼ぶ。トータルペインの概念は医学領域だけではなく、隣接学際領域の観点からも検証、考察されている。

　トータルペインに対する医療者の立場は、医学的観点に偏る傾向があることから、物理的な身体を超えた痛みの存在もしくは現象として捉えられることに、懐疑的にならざるを得ない。身体を基盤にして、そこから病態の原因を探究していく学問が医学である。世の中には多種多様な宗教があるが、それらの観点から捉えられる痛みは、身体的病態の原因よりもスピリチュアルな存在を重視し、それについて説教や講話され、苦しむ人間を慰めようとする。その点から医学と宗教とは対立関係にあり、議論からは結論に至らないであろう。だが、がんによって死が近づいている人間に対して、近年、医療者もスピリチュアルなケアを重要視することがあると聞いている。

　医学の究極の目標は人間の命を救うことにあり、死を目前にしていても可能性がある限り、生命活動を維持しようとする。素人目には苦しみを長引かせているだけだと感じるかもしれないが、医療者は真剣に生命に拘り続ける姿勢を放棄しない。

4 スピリチュアルペイン —— その臨床経験 ——

痛みを説明する際にトータルペインとして考える必要があり、その中でスピリチュアルペインについて述べておかなければならない。ICFの枠組みでスピリチュアルな項目は参加や環境因子に割り振られるが、筆者の個人的見解としては心身として捉える必要性があると考えている。生死とスピリチュアルペインが強く結びつき、生死は参加や環境よりも心身の出来事であると考える。そのため、心身機能と活動の間に項目を設けて説明する。

筆者が病院に勤務している際の臨床経験の中で、死を目前にした患者に何度も遭遇している。医療者であり、一人の人間としても、死に行く人の傍にいると悲しみを抑えることはできず、その場面から逃避したいと思うこともある。医療者の仕事は、延命行為の上に成り立っているのだが、死自体の現実には無力である。

だが、医療者は死に対して無力であると感じていても、病室の患者の傍に僧侶や神父、牧師などがいると嫌悪的な感情を覚えることがある。その嫌悪感の理由は、まだ患者は生きている、生きている間は医療者の仕事だとのプライドがあるからかもしれない。元来、宗教家は、人間の善的人生を成就するために祈りを捧げる。それでも、延命できない際に宗教家の力で病気を治せるのかと、意地悪な問答をしたくなるような気持ちになったこともある。

ある日、ベッドサイドに神父がいるのを見て、何のために来ているのだろうと思ったことがあった。患者の病状から回復は望まれず、死を免れない人だから、そっとしておくのが良いと思ったことがある。その患者の容態は日ごとに増悪し、死を目前にしてベッドに伏せていた。神父は毎日のように面会に来ており、患者は容態に比して精神的安堵感を抱いていた。死去されるまでの期間は医療者が推定していた予後よりも短期間であったが、ある日、ほとんど苦しむこともなく死を迎えた。

神父の力を借りて安らかな最後を迎えることは、その患者にとって価値のあることであったと思える。このような医療とは異なるスピリチュアルなケアや

アプローチによる慰めに対面すると、医療者の存在意義が不確定になり、同時に逆説的に医療者らの行為が患者を苦しめているのではないかと疑いたくもなる。少なくともスピリチュアルなケアによって安らかな死を迎えたケースに対して医療者だけによるキュアとケアだけでは十分であると言えなかったと内省させられた。だが、それぞれの宗教の教義には特異性があるため、端的にスピリチュアルなケアとは言え、特定の宗教に応じた用語や方法論があることを自覚しておく必要があろう。

　宿命的に生命を得たものは必ず死ぬのであるが、そのライフスパンは、個々人の自由意思と周囲の人間や環境などの影響の中で己の命を運ぶ、つまり運命だと考える。先に医学の目的は人間の命を救うことであると述べた。これは、医学・医療系教育課程で教授されたと言うよりも医療者自身の使命感から育まれた言動であり、医療者全般の共通認識である。だが、人間の命を救うことを個々人のライフスパンにわたって眺めてみると、これをすべての人に期待することは、不可能であると言わざるを得ない。その点を理解した上で患者と対峙して命を救うことが医療者の役割として暗黙的な共通認識であると思われるようになった。昨今では、根拠に基づく医療（Evidence Based Medicine：EBM）と呼ばれ、根拠のあるデータを示すことが推奨され、そのデータに基づく医療行為を科学的かつ合理的であると思われている。その点からデータとして収集困難で表面化しない事象は無視されることになる。よって、チーム医療や総合医療が重視されているにもかかわらず、対応不可能な症状は、他の診療科にたらい回しされる。一般の病院のチーム医療の中では、痛みに対するスピリチュアルなケアの担当科は明確にされておらず、どちらかと言えば、対応優先順位が最下位に位置づけられている。医療者にとって死に行く患者へのスピリチュアルなケアは無力であると認めざるを得ないのであろう。

　医療におけるトータルペインのケアに関する知識と方法について、緩和ケアを通して、昨今では医師の国家試験において以下のような問題を通して問われるようになった。

緩和医療における全人的苦痛について正しいのはどれか。
a 社会的苦痛への対応を優先する。
b 精神的苦痛には傾聴が有効である。
c 家族内問題による苦痛には対応しない。
d スピリチュアルペインは身体的苦痛として対応する。
e 身体的苦痛にはオピオイドの急速静注が必要である。

(2014年の第108回医師国家試験)

　この設題の正解はbである。苦痛に関して、身体だけに起こるものではなくトータルペインとして診ていく教育がはじまっており、その定着が望まれる。
　理学療法士の緩和ケアにおける主な役割は、可能な範囲で患者の運動を維持し、褥瘡、拘縮などを防ぐことである。最後まで、患者自身の手で食事をとり、自らの意思でトイレにも移動する。また、感傷的な情動であるかもしれないが、あまり日本の習慣にはない大切な関係者を抱きしめられる動作の機能確保も大切だと思える。少々患者の体調が悪くなったとしても、上記の動作を本人は希望していると想定して、その機能水準を維持しておくような前向きなケアが求められる。また、患者への「説明と同意」についてもプラス思考で挑むことを忘れてはならないだろう。患者が死を目前にしている事実を感知していても、当人の意思で行動することが患者の尊厳を守ることであると信じて、必要に応じて無理な要求をしてみる。患者は1日でも長く、動ける状態で死にたいと願っているはずだからとの理学療法士の意地、欺瞞とも思える価値観を押し付けることがある。そのような背景には、望ましいスピリチュアルな理解とケアが欠如しているからだろう。
　そのような経験の過程で医療者ではない専門家のスピリチュアルなケアの場面に遭遇すると、医療者として実践してきた患者の尊厳を順守しようとする姿勢は正しかったのかと、自問自答せざるを得ない機会になる。このような場面にたびたび遭遇するわけではないが、痛みや苦しみについて治療する医療者の1人として、人間は、生きてきて死に行く終期までのライフスパンを通じて何を求めているのか。つまり、生死観について思惟することの大切さを思い知らされるのである。

5　痛みと生活活動（活動）

　ICFモデルの概念では1つの因子が悪化すれば、他の因子に影響を及ぼし健康を脅かし、逆に、悪化した因子に対して、その他の因子を改善することでバランスを維持して健康状態が保たれる。膝に強い痛みがあり、階段を登れなくなり、2階に移動して洗濯物を干せなくなった対象者には前記してきた医学的観点からは、鎮痛剤や外用薬などが処方され、痛みを緩和することが主な対応であった。ICFモデルでは、この基本方針を心身機能への対応として区分している。症状が特定の治療で治れば、十分な対応であったとなるが、痛みが緩和しなかった場合、1階で洗濯物を干すようにして活動制限を解決するため階段に手すりを付けて生活環境を整備して、膝の痛みを増悪させないことを考慮する。個々人のニーズに応じて最適な方法を提案し、極力、QOLを保つリハビリテーション医療が奨励されている。ICFでは社会参加を支援することが終極的な目標になるが、換言すれば、これはリハビリテーションの意味に類似している概念である。

　痛みによって、家事や仕事などに悪影響が現れるケースをたびたび担当することがある。このようなケースにとって家事や仕事の役割は大きな意味を持ち、個々のケースの生活全般を見渡す必要がある。特に、「できること」と「できないこと」のボーダーラインを見極め、それらの要因を分析して判定する必要がある。例えば、料理すること自体、単純に調理だけの行為ではなく、事前に献立をきめることに始まり、買い物に行き食材を運ぶなどの一連の知的身体的作業や動作が必要である。また、料理する時間帯や回数、食事する人数に応じた量など、料理の過程にも様々な遂行要素が含まれる。よって、フローチャートのごとく、個々のケースの料理の過程で困難もしくは不可能な点を十分に傾聴することである。

　患者自身は、細部にわたり料理の過程を理解しているとは言えない。これは患者自身の活動制限による生活機能低下の起因となる。近所での集会に出席する、散歩する、買い物がてら友達との立ち話し、小旅行など、個人によって参加は様々あるが、住居に閉じこもると社会が狭小化して、情報不足になれば孤

立しかねない。

　孤立により外部環境に接する機会を失えば、数十年当たり前に昇降していた階段が、見上げるとそびえ立つ壁のように見え、昇るためにはかなりの努力が必要となる。その努力とは痛みの我慢であり、昇れば降りなければならず、二重の痛みによって近くが遠く感じる。普通にできていた外出や家事などの行為が普通ではなくなり、その人にとっては環境が縮小するような時空となる。これが痛みによって起こる社会参加制約になるのである。

　このような制約になかなか気づけないままでいれば、それは徐々に進み己の身体の存在は同じにもかかわらず、痛みによって生活環境は閉ざされてしまうのである。さらに、時間の経過に従って筋力低下、関節拘縮などをきたすと、骨格系も変形する。患者によってどの段階で受診するかの判断にもよるが、時間が経てば二次病変によって症状は複雑化して治癒が難しくなる。そのような状態に陥ることは最悪の事態であり、社会参加は望めず、閉じこもり状態になる。

6　精神面における痛みの変化について
（心身機能と個人因子の影響関係）

　ICFでは、身体面だけではなく精神面にも視線を向けている。例えば、気分が優れないことによって、体調が悪くなり、活動制限が生じ、生活機能が低下する過程である。このようなケースは病院だけではなく、一般社会で暮らす人間の中にも比較的多く観られる。以下に呈示するケースは、筆者が担当した中でも精神面の理解について深く考えさせられた痛みを訴える患者だった。

　筆者が理学療法士になって、3年目の頃に、ある症例を担当した時のことである。そのケースは、人生の過程で衝撃的なショックを受けた後に黒髪が白髪になった人だった。彼は対面2車線の高速道を走行中に、対向車であるトラックと正面衝突する大きな交通事故を体験したのである。普通自動車とトラックの正面衝突により、普通自動車の原形は確認できないほどに崩れたが、車の小さなスペースの中で生命を奪う臓器は温存されたため死には至らなかった。生

存したとは言え、全身の多発骨折と脳挫傷によって、しばらくの期間、無意識状態が続いた。当初は救急病院に運ばれたが、症状が安定した後に筆者が勤務していた病院に転院してきた。転院目的は、多発骨折の手術とその後の理学療法とハビリテーションであり、入院期間は1年以上を要した。

　本ケースの患者は、多発骨折の手術後の理学療法の際に、頻繁にスタッフに対して怒りを表出していた。筆者が担当になったのは外来通院になってからだった。入院初期のリハビリテーション連絡会議（カンファレンス）で、この患者は怒りっぽく、感情コントロールができないと報告されていた。スタッフ間では確証的ではないが、脳挫傷に起因する感情失禁だろうと推測されていた。いつも不機嫌で、怒っているとの印象は、この患者に対する全スタッフの共通認識となり、担当者以外のスタッフはできるだけ近寄りたくないとの気持ちになっていた。ただし、誰に対しても無意味に怒っているのではなく、患者間同士ではむしろ仲良くしている情景を観ると病院スタッフだけに怒っているようにも思えた。

　事故当時この患者の年齢は50歳代であり、会社勤務であったが、当初の段階では事故による長期入院と現場への復帰が見込めなかったため、早期退職することになり、入院中に退職した。入院時にはほとんど黒髪であったが、短髪型の下部から白髪に変色する様子にスタッフは驚いていた。生え替わってくる髪も真っ白で、見た目には別人のようであった。この現象は、ショックのため起きた変化とは断言できないが、スタッフは事故のショックによる現象であろうと感じていた。

　多発骨折によって全身的に痛みはあるのだが、この患者は休むことなく理学療法を受けていた。そのためか、いくつかの構造的な機能不全は残ったが、杖のみで歩けるようになり、退院することとなった。それと同じ時期に担当だった理学療法士が退職するため、担当が筆者に変更になった。医療不振を抱いているかのような怒りに、筆者はその患者を担当することに抵抗があった。理学療法介入によって痛みが増すようで、身体運動が困難であることがわかった。特に股関節や骨盤に痛みがあり、それが主訴であった。骨盤骨折のために股関節の関節面が傷つき、体重を負荷すると荷重痛、関節を動かすと運動痛が生じ

るため、この痛みを緩和するには、人工股関節形成術を施行する方法しかないとカンファレンスの中で検討されたが、度重なる手術の影響で体力的に難しいのではないのかとの結論に至り、手術は見送られた。しかし、事故状況から予後は悪いと考えられていたが、回復は著しく、身体的な機能水準は向上して自立生活できる段階になった。医療スタッフは、この回復を著しいと認識していたが、患者本人はまだ不十分だと感じていて、患者の意思で再度入院して人工股関節形成術を受けることになった。

　人工股関節形成術後は、股関節の痛みがなくなり、身体運動も楽になったようだった。年齢は50歳代でまだ若く、デメリットとして10数年後には再手術の可能性はあったものの、患者自身には、痛みが消失するメリットの方を優先したのである。手術後の回復は順調で、術後は外来通院時からの担当であった筆者が理学療法を継続した。前回の入院中には、たいへん怒りっぽいと医療スタッフを困惑させたケースであったが、筆者との関係性においては特に当惑することもなく、良好な信頼関係を構築できたと感じていた。それは、当時の筆者と患者の感性との間に共通する価値観、もしくは認識があったからかもしれない。それでも、患者を怒らせないように丁寧に接するように心掛けていた。まだ、理学療法士としても人間としても経験が浅かった筆者は、怒られないようにすることはともかく、立場は異なっても、双方の人間関係性を重視することに努めてきた。

　手術後数週間で退院した後も外来通院で理学療法を筆者が継続したが、外来通院でリハビリテーション室に入ってくる際には大きな声で挨拶し、いつも機嫌よくしていた。他のスタッフとの関係も良好となり、怒ることもなくなった。入院当初からこの患者の言動に苦労したスタッフは別人のようになったと思われるほどの変身、変容を確認していた。

　ある日、筆者は勇気を出して「なぜ、入院中は機嫌が悪く、スタッフなどを怒っていたのですか」と質問した。その返事は「ともかく酷く痛くて我慢できなかったのよぉ」とのことだった。「痛くてしょうがないのに、誰も何もしてくれなかったことに腹が立っていた」と続けた。筆者にとってこの返事は予想外であったが、患者の立場からは当たり前であり、理解しやすい理由だった。

つまり、患者の主訴はないがしろにされていたのである。

　患者からこの話を聞いた後の想像になるが、患者自身も怒っていたため、本人はスタッフを遠ざけていることに気がついていたのではないだろうか。ただ、怒りの感情以外の手段で己の症状や容態を伝える術はなかったのだろうか。その点から痛みは個人の性質、性格である個人因子に影響を与え、己のキュアとケアを目的としている医療スタッフを遠ざけ、それが環境因子にも悪影響を及ぼす悪循環となると思える。多分、このケースは、己の訴えを十分に受け止めてもらえなかったことで、怒りと痛みが増幅して苦悩する方法以外に、選択肢を想起できなかったのかもしれない。大きな交通事故に遭遇して助かったこと自体が奇跡のようなことであった。だが、事故前の身体機能水準には戻れず、失業してかつ常時身体に痛みがありながらも、医療者がそれらを解決してくれるわけではない。その状況を想像すれば患者が表出していたのは、怒りよりも、むしろ悲しみに近い情意だったのかもしれない。余談になるが、悲しみは哀しみ、悲しみ、愛しみの3種の漢字が使われる。愛しみはいとおしむことでもあり、己の身体のいとおしみの結果、こころは悲しんでいたのではないだろうか。

　この患者を前にした医療者は、怒る場面を自らに降りかかる環境因子と捉え、精神的負担である心身機能に及ぶ影響を避けたと考えられる。つまり、職業的な道徳観よりも自己防衛を優先したことになる。残念ながらこのような場面には、少なからず遭遇する。専門家である医療者の患者とその症状への理解はあったとしても、感情や情動への対応は難しいからである。また、事故自体は医療とは関係なく、事故に対する法的もしくは労働災害的な課題解決が複雑になると、患者は、その心情を医学的な訴えの中に包含することがある。この識別は困難であるため、苦慮するときがある。

　怒るという手段でコミュニケーションを取ろうとした患者は、人工股関節形成術後に怒らなくなった。痛みが急激に減少したことで痛みを他者に訴える必要がなくなったからだろう。つまり、**心身機能の現象としての痛みの緩和によって、個人因子である怒りやすい性格も同時に変容して、周囲の人間との環境を改善したのであると思える**。

　この患者の理学療法に関する話を始めるにあたり、事故後に白髪になったと

述べた。患者本人にそのことを尋ねたことがある。本人もその理由がわからないと返事したが、トラックが彼に向かって突っ込んでくる映像がいつも目に浮かぶと言っていた。その頃、筆者は、未熟な理学療法士であったこともあり、フラッシュバックという用語を知らなかったため、患者に専門的な話はできなかった。しかし、後日これは、「心的外傷後ストレス変調」（通常、日本では障害を使用）(Post Traumatic Stress Disorder：PTSD)の症状だったのだろうと考えた。急激に白髪になるのは、PTSDの症状とは断言できないが1つの要因であったと思われた。また、心因性 (psychosomatic) よる症状や変調も現れるが、この場合、ある程度の精神的ストレスが持続して徐々に胃潰瘍や円形脱毛症などとして発症するものであり、PTSDとは幾分異なるメカニズムで生じる。

　この患者は、杖使用で歩行と日常生活活動（Activities of Daily Living：ADL）は自立した。それでも、PTSDは消失することはなかった。これが消失しない限り、彼の心身機能は総体的に治癒したとは言えないと考える。しかし、筆者は、患者の外来通院が終了する前に当時勤務していた病院を退職してしまったため、その後の彼の経過を把握していないことを残念に思っている。

7　環境因子をととのえる（参加と環境因子）

　ICFでは変調や疾患だけではなく、健康状態も表記することを推奨する。どこかに痛みが残ったとしても、それを補う因子があれば、健康状態を保持できると判断する。その因子の十分な活用を治療と並行して考慮するのである。また、身体の状況が健康であっても環境が十分に整っていなければ、何らかの健康への悪影響が出てくるだろうと考えられる。

　環境が変わることで健康に悪影響が出た例として最も印象深い事例は、東日本大震災後の被災地で医療活動を行っていた非営利団体法人（Nonprofit Organization：NPO）のロシナンテス代表の川原尚行医師のエピソードである[xvii]。

[xvii] 川原氏は筆者の高等学校の先輩であり、直接本人に聞いたエピソードである。

2011年3月11日に東日本大震災が発生し未曽有の自然災害によって、多数の人間が犠牲になり予想もできないほどの死者を出し、また住居を失った。川原医師が主催するNPO法人ロシナンテスはスーダンを拠点に活動していたが、3月11日に川原氏はたまたま東京におり、近くの病院で救急車を借り、すぐに被災地に向かった。川原は3月12日から宮城県名取市で医療活動を開始し、被災した人の怪我や病気の手当てに奔走し、津波で家を流され、体育館などでの生活を余儀なくされた方々に向き合い、医療活動を続けた。その後スーダンに戻り活動再開することを無期限に延期し、2か月ほど名取市を中心に避難所を巡回し続けた川原氏は、ある日、多数の被災者が特定の疾患に罹患するのではなく体調を崩しているのは、体育館暮らしによる疲労困憊が原因であり、病気ではないことに気付いた。被災者に必要なのは医療的対応だけではなく、住み慣れた家に戻ることだと考えた。被災者に対して診察して声を掛け続けることよりも家に戻すことを最優先課題として、川原氏は医療活動を一時休止し、ボランティアを募って住宅の瓦礫撤去を始めた。そして、徐々に被災者が家に戻れるようにして、体育館での暮らす避難者を少なくしていった。体育館では体調を崩していた避難者も家に戻ると元気を取り戻して生活を営む方々が増えていった。

　体育館での暮らしが原因で体調を崩す避難者は、家族を亡くし、家を奪われ、仕事を奪われるなどの何重もの被災によって苦しみに耐えていた。大地震と津波の恐怖が消え去らないままの状況で、被災を受けたことの苦情も言えない不便な体育館で暮らし、先行きを推察できないまま、蓄積するストレスも口に出せず、ただひたすら我慢の毎日だった。声にできない心境は心身を疲弊させ、体調をさらに崩していった。己の身に起きた突然の環境の異変に対して個人の力では太刀打ちできない事態では悲観すること以外になす術がない。川原氏は、少しでも悲観的な心情を環境因子の整備で対応し、被災者を慰めようとした。医療者は、体調不良の人を目前にすると治療が必要だと思いがちだが、優先順位は被災者の環境因子の整備であった。

　この例からもわかるように人間は、環境破壊や汚染などによって健康を維持することが困難になる。環境を安全に整えることは、個人の力の及ばないほど

壮大な課題であることから、人間は受動的な立場に佇み苦しむのである。特に、農耕民族として暮らしてきた日本人にとって、長年住み続けてきた地域やその環境を去るためには、強い意思と覚悟とが求められる。

医療者の大部分は、心身機能や身体構造の変調や機能不全の改善と解決を優先的に考えることは、当然である。だが、大震災などによる被災者の病や苦悩のキュアとケアにおいては、環境の急激な変動が心身に及ぼす影響を広い視野で包括的に掌握した対応が求められる。

8　Ⅱの結語

本章ではICFのモデルに当てはめ、医学でどのように痛みが捉えられているかを論じた。身体構造で分けると部位によって痛みの感じ方が違い、心身機能に分けると痛みの種類が変わる。身体は痛みという情報を状況に応じて使い分けている。その情報は精神のあり方に影響を及ぼす。また、身体に痛みがあることによって活動や参加に制限がでることが多いが、環境を変化させることによって身体へ直接アプローチしなくても解決できることもある。

医学の観点から概観すると痛みはほとんど解決可能な症状であるように考えることができる。私達が体験する多くの痛みは薬を飲めば緩和され、日常生活に影響を及ぼすことは希である。大半の痛みが克服されつつある現代において克服できない痛みもある。克服できたという光が強くなれば強くなるほど、克服できないという影とのコントラストが明確になってきている。メカニカルに捉えると痛みの存在を説明できるが、様々な側面をもつ姿を明らかにする必要がある。医学は痛みの緩和にとって最も重要な学問であるが、必ずしも万能であるとはいえず、違った次元での考察がトータルペインに対するアプローチであると考える。

次章では、医学的痛みの存在を踏まえ、理学療法士として臨床で観察し、治療を行った症例を通して、主に個人的経験としての痛みについて考察を深めていく。

痛む人、苦しむ人の臨床から

　Ⅲ章では、筆者の臨床経験と筆者自身の痛みの経験をもとに痛みの存在について考察する。Ⅱ章で筆者が病いや損傷によって身体を痛めた立場から、理学療法士として日々患者を診ている時の印象とでは、双方が乖離していたことに気づき、それを記述した。また、筆者が理学療法士として年数を重ねる中で患者に対する観察力が向上していった過程には痛みに苦しんだ経験が大きく寄与している。

　痛みは定義的に経験であり情動である（Ⅳ章で定義については述べる）のため、個人の経験と観察を積み重ねた物語的主観について説明する必要がある。そのため、本章では、3人の症例と著者の2回の痛み経験を経年的に回想することから、筆者の痛みのとらえ方や提供する治療法の変化を確認する。

1　Hさんを担当して

　理学療法士は、国家資格を必要とする医療職であり、その資格を取得するためには解剖学、生理学、運動学、病理学など基礎医学を学び、疾患学、評価学、運動療法学を通じて、治療学としての疾患別の理学療法学、物理療法学、義肢装具学を修めた後に現場での臨床実習を経験する。近年の臨床実習は、20週間（以前は30〜40週間）それぞれの現場で臨床実習教育担当の理学療法士のもとで理学療法業務を学び、その後、養成課程を卒業する前提で国家試験を受験する。

医学は、心身の健康維持を始め、疾病の症候、病態、治療などに関連する学問である。理学療法（学）の英語は、米国圏ではphysical therapy、英国圏ではphysiotherapyと呼ばれ、医学・医療の1分野である。Physicalの意味はphysisに由来し、物理的もしくは自然のエネルギーを治療手段とする。これは、ヒポクラテスや東洋医学の起源に遡ることができると考えられる。Physiotherapyのphysioは、生理学（physiology）の接頭語であり、治療に対する生理学的反応を得るとの意味になる。古来においても現在と同様、人間は痛みを緩和することを願ってきた。しかし、近代では、痛みに限らず、損傷、疾病に伴う運動機能不全に対する理学療法へのニーズも高まり、生理学的、運動学的、環境制御学的観点から運動療法は顕著に進歩してきた。

　さて、筆者が理学療法士になって3年目に担当したHさんとのやりとりの話である。

　当時の理学療法士は受け持ちの患者数が多く、毎日30人ほどの患者を担当し、年間に300人程度の新しい患者を受け持っていた[xviii]。当時のことを考えれば、理学療法士としての実力は不十分ながら、多くの患者を診ていることに満足していた。そんな折、交通事故によって頸部を痛めた入院患者であるHさんの担当となった。

　Hさんは信号待ちの車の中で後方車に追突されムチウチ状態になる外傷性頸部症候群の診断を受けていた。当時勤めていた病院は整形外科の手術件数が多かった。Hさんは見た目の異変は特にないため、どこが悪いかわからなかった。また、外傷性頸部症候群の診断名は、理学療法の治療対象にならず消炎鎮痛処置という扱いで、個別に対応することはできなかった。それでも、この病院では診療点数の算定はできなくても、相談などの窓口になるように担当者を配置していた。また、理学療法士の裁量で簡単な治療を行うこともあったため、当時の筆者は短時間であっても頸部の徒手療法[xix]を行っていた。この患者は、

---

xviii）現在は1日の受け持ち患者の数が病院の業態によって違うが、診療点数の改定によって、ここで書いている1990年後半の半分になっている。

xix）理学療法には多くの手技があり、理学療法士の徒手を使い、筋・骨格、神経などの誘導を徒手療法と呼ぶ。

リハビリテーション室で物理療法[xx]を受け、理学療法士に症状の話をして病室に戻るパターンで1日を過ごしていた。筆者は、忙しさを理由に外傷性頸部症候群のケースは理学療法の対象ではなく、ボランティアに近い感覚で対応し、正直なところ真正面から向き合っていなかった。そして、Hさんの症状や苦悩を傾聴することもなかった。

　Hさんの症状は頸部の痛みとめまい、そして、1日中気分不良を訴えていた。日数が経過しても症状は改善せず、むしろ悪化していったためか、表情は暗くなり、抑うつ的になっていった。Hさんは、緩和しない症状に対して病院から外出して整体師に診てもらうなど、症状を回復させようと努めていたが、症状はなかなか快方に向かわなかった。

　整形外科部門には交通事故によって受傷し入院する患者が数多くいた。その中でも外傷性頸部症候群の診断が比較的多く、外見的には異変なく、むしろ元気そうに見えていた。このような患者を交通事故被害者と呼び、一部では保険金目的で入院していると考えられていた。当時は入院することへの規制が甘く、患者の主訴で他覚所見が明確でなくても長期間の入院が可能だった。交通事故による保険と患者が加入している医療保険で長く入院すればするほど、保険金が支払われる。そのため、患者の一部は、入院を引き伸ばすために症状を過剰に訴える場合も少なからずあった。そのような行為は疾病利得と言われ、損傷や病気によって得られる何かしらの利得を優先しており、本来の症状とは乖離した訴えに医療者は悩まされることが多かった。そのため、交通事故被害者は、先入観とも言える印象を持たれていることがあった。

　Hさんの症状が改善しないことで、筆者もこの患者は疾病利得によって入院を引き延ばしているのだろうと感じるようになった。それでも、毎日、短時間であれ頸部に対して徒手療法を行っていた。当時の著者の頸部疾患に対する評価技術の能力は低く、また、治療技術にも自信を持っていたとは言えなかった。病変を臨床的に推論することなく、安易に頸部の徒手療法を行うことが治療で

---

xx）理学療法の治療技術の一分野であり、温熱や電気、光線などを使って組織に物理的変化を与える。Hさんはホットパックと電気療法を受けていた。

あると勘違いしていたのである。担当患者が多かったにせよ、流れ作業のように対応していたため、おそらく、Hさんの整形外科的病変を的確に把握していなかったと思える。

さらに、病院全般の傾向として、予約時間の通りに順番がまわってこないことがある。確かに、人間対象の医療現場では患者の危篤度によって優先順位が決められることもありうる。災害現場においては、トリアージ（triage）と呼ばれ患者の危篤度や救命性などによって治療順番が決められる。つまり、重篤な患者から治療するとの考え方は、医療の基本理念である。だが、その理念が医療者の中で幾分歪曲して「医療者にとって臨床的な観点から興味あると思われるケース」が優先的に扱われることがある。さらに、このようなケースに対して十分に時間をかけるため、次の患者の時間に食い込むことがある。災害現場や救急医療であれば、やむを得ないことであるが、救命医療に関わることは極めて稀な理学療法場面で、この種の行為があることは反省すべきことである。理学療法士としての己の力量不足を多種多様な患者の病態や態度に応じてキュアとケアを蔑ろにしていた当時の筆者は、理学療法士としての存在意義を正当化していたと考える。

ある日も診療時間が長引いてしまい、Hさんの順番を待たせてしまう結果となった。やっとHさんを診た時に定型句のようになっている「今日の調子はどうですか」と尋ねた。Hさんは「今日も良くない」と返事した。いつもと同じことが繰り返されるこの会話をその日はなぜか新鮮さが必要だと思い、筆者が何気なく「症状が堂々巡りですね」と言った。この発言には悪意があった訳でもなかったが、予定よりも診療時間の開始が遅れていたので、筆者は焦っており、同時に日常茶飯のような会話に嫌気もあった。Hさんは、筆者のこのことばを聞いた瞬間に声を上げてかなり長い時間泣き始めた。その時、筆者は必死に泣きやまそうとして繰り返したくさんの声をかけた。それはHさんに対する申し訳なさよりも、他の患者やスタッフに何があったのかと問われないようにするためだった。また、何があったのかと問われても、筆者にも泣いている理由がまったくわからなかったのである。

その後はほとんど会話がなくなり、おそらく、このことばを契機に、Hさん

との信頼関係は、ほぼ壊れてしまったと感じた。その後も理学療法を続けていたが、進展的な会話はなく、単に機械的にことばを交わす程度であった。筆者は、Hさんはいつまで怒っているのだろうと思案しつつも、仕事に追われていたためか、数日後に気がついた時にはHさんはすでに退院されていた。筆者がHさんに対して発したことばの意味を理解できたのは、その時から数年後のことであった。

2　虫垂炎で入院経験

Hさんの気持ちが理解できるようになったのは、筆者自身の入院経験だった。理学療法士になって5年目の頃の休日は、趣味の自転車競技を楽しんでいた。ある日、練習のために仲間と走っていた最中に体調が急に悪くなり、自力で自宅に戻ることができなかったのである。その時は、疲れが溜まっているのだろうと勝手に判断し、病院には行かなかった。だが、次の日からこれまで体験したことのない初めての胃痛を感じ、不安になったため、その2日後に自宅の近くのクリニック（A医院）を受診した。

医院では胃カメラによる精査を受けた。しかし、原因は明らかではなく、軽度の胃炎との診断結果であった。胃カメラの検査途中から終了するまでの間に担当医から「特に異常ないなぁー」と言われ、あたかも症状もないのに気を病んで受診したように扱われた。胃カメラで検査をしても異常はないと告げられても症状は治まらず、その数日後には激しい腹痛で別のB病院に緊急入院することになった。

入院時の検査結果の診断名は、急性虫垂炎だった。腹膜炎の可能性もあり、緊急手術の必要性があった。当初の症状は胃痛であり、胃カメラの検査を受けたことを担当医に話したところ、虫垂炎の前駆症状は胃痛であり、胃の病変と分けるために腹部を触診する。特に、マックバーネーの圧痛点[xxi]の反応に

---

xxi）マックバーニーとも呼ばれる。大変有名な圧痛点である。臍と右上前腸骨棘とを結ぶ線上で、右上前腸骨棘より約5 cm下の点にあり、虫垂炎の診断には不可欠である。名前の由来はチャールズ・マックバーネーからきている。

よって診断する。A医院で胃カメラ検査を行うかどうかを判断する際に腹部を触診され、圧痛点を押され、痛いと伝えたにもかかわらず、「ここは胃ではありません」と言われ、あたかも当人がおかしいと言われたことをその時に思い出した。胃カメラの検査は必要ではなく、単純な誤診だったことになる。

　誤診であることに気がついた瞬間、そのことに対する怒りよりも初めての手術に対する不安感の方が強かった。種々の検査を受けた後、手術するまでの待ち時間には、ベッドに伏せて天井のシミの数を数え、不安を紛らわそうとしたことを今でも明確に記憶している。理学療法士になって5年目の筆者は、患者の心情などほとんど考えたことがなく、患者の理学療法を通じて己の技量を高めることばかり考えていた。患者を治すことよりも己のために仕事していたかのようであった。ベッドで天井のシミを数えながら手術を待つ不安は耐え難く、その時に初めて、患者はいつも不安なのだろうと気付いた瞬間だった。

　手術は腰部麻酔で行う予定だった。これまで何度も手術現場で腰椎穿刺の場面を見学していた。針を刺すために患者を側臥位にするが、その肢位を取る前から患者に装着された心拍計が急激に上昇し、恐怖を感じていることが客観的にわかる光景だった。筆者の背中の方向から機材を準備する音が聞こえ、「ちょっとチクっとします」と言われた。最初の一撃は表面への局所麻酔であるが、その次に、「麻酔をします、先ほどよりは痛みが強いです」と言われる。側臥位の状態からさらに体を丸めて椎間関節を開き、針が入りやすくする。針が一気に腰に打ち込まれた瞬間、意思に反して体がのけぞってしまい、「動かないでください」と看護師に体を強く押さえつけられる。深く入り込んだ針による痛みは「先ほどよりはちょっと痛みます」ではなく、誰にも説明することのできないほどの痛みだった。オノマトペで表現すれば「ジカッー」とした感覚で単純に「ズキッ」というものではなかった。この種の痛覚をその後体験したことはないが、この痛覚は全身が破壊されてしまうほどの恐怖を伴うものだった。そして、この痛覚に手術台の上で丸まって耐えようとしても耐えられない己の姿を客観視すると恥ずかしい限りであった。痛みに対する弱々しい己の反応を誰にも見られたくなかったのだろう。

　腰椎麻酔の効果を見るために医師は、最初に足先に針を刺してみる。痛みを

感じていないという前提で何度も刺しながら、「感じませんよねぇ」と尋ねる。しかし、筆者は足に痛みを感じた。医師は少し時間をおいて同じように足を針で刺したが、痛みはあり、腰椎麻酔は失敗に終わった。その時に、麻酔が効かない状態で手術されたらどうしようとの恐怖感が急に増すのである。そのようなことは医療現場ではあり得るはずがないことを知ってはいても、恐怖感によって日頃の一般的知識などは吹き飛んでいた。

医師は麻酔の効き具合を諦め、笑気ガスによる全身麻酔に変更すると伝えてきた。これまで恐怖感におののいていたが、腰椎穿刺の痛みはそれに対する己の恥ずかしさが無駄に終わったことに少々腹が立った。そんなことを医師に告げることもできずに、気付いた時にはマスクをつけられ、「ゆっくり吸ってください」との声を聞きながら意識を失った。

麻酔から覚めて気がついた時には薄暗い病室にいた。意識は朦朧としており夢を見続けているような感じだった。意識が覚める前には点滴やマスクをとろうと少し暴れたとのことだった。右腹部に違和感があり、手術が終わったのだとわかった。まだ麻酔が効いているようで痛みではなく、何かが上に乗っているような重たい感覚だった。目が覚めても全身がだるくて動けなかった。そして、麻酔が切れていくと創部に強い痛みを感じ始め、さらに、発熱しているのがわかった。

腹部の初期の痛みは、小波のごとくゆっくりと弱かったが、次第に強くなって、耐え難い痛みになっていったため、この痛みが持続することへの恐怖感は自ずと倍増した。まだ麻酔は完全に切れたわけではなかった上に発熱のため、朦朧とした状態で寝たり起きたりを繰り返しながら、痛みの緩和のために手術したのだから、痛みがあるのは当然だと思いながらも、耐え難い痛みに冷静さを失っていた。

痛みに耐えられなくなるとナースコールを押し対応してもらおうと思った。ナースコールを押せばすぐにどうにかしてもらえると考えていたが、なかなか看護師は来室しなかった。すぐに対処してもらえないことに苛立ち、痛みとともに怒りが湧いてきた。看護師が来室して「どうしましたか」と尋ねてくる。その瞬間にこの痛みがわからないのかと叫びたくなったが、痛みの辛さで「痛

みが強いです」と伝えるのが精一杯だった。そのことばを聞いた看護師は「担当医に確認してきます」と言って病室を出て行った。すぐに戻って対処してもらえると思っていたが、看護師が戻ってくるまでには長い時間を要した。

やっと戻ってきた看護師は肩に筋肉注射をした。これで楽になると安心したが、この対処法の効果はほとんどなく、痛みは治まらなかった。再度、ナースコールを押すが、やはりすぐには来室せず、苛立ちが強くなる。気だるそうに病室に入ってきた看護師に「ペンタジンを打ってください」とお願いした。ペンタジンとはオピオイド系の強力な鎮痛剤で、ほとんどの痛みはこれで抑えられると知っていた。この依頼についても「担当医に確認してきます」と言い残して出て行った。戻ってきた時には、以前と同じように肩に筋肉注射をしてもらったが、筆者は、それがペンタジンだったのかを確認しなかったのでわからないけど、これも先ほど同様に痛みを止めるほどの効果はなかった。

襲ってくる痛みはさらに強くなり、全身がますます疲弊していくのがわかった。このままでは死んでしまうのではないかとの恐怖感にさえも苛まれてきた。痛みでは死なないとのことを理屈では理解していたのだが、いざ己の身に降りかかるとなれば死を連想せざるを得ない感覚に陥っていた。患者である己がこれほど苦しんでいるのに痛みを消失してはくれない上に、何度もナースコールで看護師を呼ぶと病室に入ってくるなり「痛み止めはもう使えません」と言われ、看護師はすぐに病室を出て行った。この言動には絶望的でしかなかったのだが、このような状況の下で思惟する機会を得た。

現存している痛覚は、己の感覚であるから自らの意思で調節できるはずだと考え、己と共存している痛みと対話を試みた。なぜ己の痛みとこれほど苦闘しなくてはならないのか。数時間前に右腹部の手術を受けて、虫垂を除去した。危険信号である痛みを受け入れて、心身を休める時期なのではないのか。ゆったりと心身を休養すれば回復するとのことなので、痛みに敏感になり過ぎることなく、痛み自体を鎮めてやりたい。現時点で必要なことは痛みと苦闘することではなく、傷を治すために眠ることだ。痛みを感じているのは確かだが、沈着な気分で痛みに支配されることなく、セルフコントロールできるはずだとの論理であった。

その後、鎮痛剤に頼らなくても痛みを耐え抜き、気がついた時には痛みと対話しているうちに、いつの間にか眠りに落ちていた。そして、驚いたことに目が覚めてから腹部の多少の痛みは残存していても、苦しむほどの容態ではなく峠を越したことを実感した。それでも、痛みとの対話によって痛みを耐え抜いた確証があるとは断言できない。多分、極度の疲労によって心身が眠りを促したのであろう。ただし、強い痛みを感じている最中に、そのこと自体について思考を集中したことは、その後の己の人生に大きな意義と人間が種々の苦悩と対峙しながら実存していることの認識を深めてくれた。

　朝の検温の際に看護師が病室で問診する時には、もうあのような痛みは再び襲ってはこないだろうとの安心感があったので、「もう落ち着きました」と伝えた。その後、主治医の回診があったが、手術後、ことばを交わしたのはそれが初めてだった。どちらかと言えば、十分な「説明と同意」ではなく、一方的に手術の説明を始め、除去した虫垂を見せられた。腹膜への癒着もあり、それが激痛の原因だったのですよと説明された。この話を聞いているうちに怒りを感じた。痛みが増す可能性があったのなら、なぜその対処を事前にしてもらえなかったのだと思ったからである。筆者は、怒りを抑制しながら「疼痛コントロールをもっときちんとしてください」と伝えた。それを聞いた主治医は、まわりの看護師と顔を見合わせて笑いながら「疼痛コントロールって（専門家みたいに）言ったね」と言われた。その対応に対して怒りというよりも諦めの感情が湧き上がってきた。この医師は、まったく患者のことを思いやっていない、患者ではなくただの実験的ケースであり、除去した虫垂を誰かに見せることが大切なのだと思った。

　筆者なりに多少の医学的知識があるため、術後の疼痛コントロールの方法を知っていた。最も有効な方法は、硬膜外麻酔による持続的鎮痛法である。これはカテーテルを使って硬膜外に少しずつ注入していく方法であり、術後の痛みを確実に抑えられる。この方法は今ほどではないが、筆者の手術が行われた2003年にも使われており、第1選択としての除痛法であった。手術の際に腰椎麻酔として硬膜外に針を入れる方法であり、処置としては難しいものではない。

英語で患者は、patientであり、patientの形容詞の意味は、「我慢強い、忍耐強い」である。その語源であるラテン語は、「耐え苦しんでいるもの」である。患者は患う者で、我慢強く苦しみを耐えている者でもある。その苦しみは必ずしも医療者には伝わらず、また、伝えても丁寧に聴いてもらえるとは限らない。奈良は、「臨床におけることばは医療行為の一部である」[16)]と述べている。治療とは、名詞でtreatment、動詞ではtreat（手当て、処置、待遇、処遇など）である。つまり、医療は技術であると言われているように、患者を癒すための行為である。だが、医療行為とは問診だけではなく、「説明と同意」「健康教育」などのように、ソフトウエアとしてのことばを手段としたものでもある。奈良は、さらに、理学療法を実施する際に対象者への教示は欠かせないことを理学療法士に体験してもらうために「無言のセラピー」も試みて、スタッフはその印象を記述している。患者と医療者との十分なコミュニケーションは、双方の信頼関係の基盤になることであり、まずは、この重大な事項を医療者がイニシアチブを取ることが肝要であると考える。

　さて、筆者は手術後、2週間ほどで退院した。創部の痛みは術後も持続した。右側の腹筋が切離されたため、その機能は低下し、創部周囲の皮膚は感覚脱失になって、5cm^{2}範囲の触覚、痛覚、温度覚を失うことになった。また、筋肉注射部位の両肩に鈍い痛みが残り、この痛みが治るまで3か月間を要した。術後の後遺症は、ADLに影響はなかったが、動作によっては気になることもあった。手術は7月に実施され、闘病に体力を奪われたためか、その夏は初めて夏バテを経験した。

　臨床5年目に、筆者は大学院修士課程に進学した。研究テーマとしては、臨床における対人関係をいかに円滑に進め、患者と医療者との相互理解に関することであった。つまり、医療者が患者に寄り添い、より良い医療を遂行するための前提条件を探ることであった。この発想は、入院体験の出来事に基づいた内容になってしまいかねないと懸念し始めた。そこで、前記したように手術後の激痛、退院後に持続する不快感を伴う痛みについて関心を抱くようになった。さらに、他者でもある患者の痛みへの無関心と無知をそのままにしておくことへの不義と無責任な姿勢を放置しておけないと考えたのである。

痛みについて学ぶようになった頃のある日、Hさんとやりとりしたことを想起した。著者が発言した「（症状が）堂々巡りですね」は、おそらく治療する側の理学療法士が発言すべきことばではなく、症状に苦しむHさんが表現したくてたまらないことばであったに相違ない。Hさんは、事故に遭遇して身体の損傷に苦しみ、何をしても旨く進まない状態が続いていた。入院して治療を受けているにもかかわらず、症状は改善しない。入院しているために日常の生活から引き離され、他人との共同生活を強いられる。そんな折、Hさんは、患者として伝えたくても口に表せない非難的なことばを医療者の理学療法士に浴びせられた。Hさんの容態について理解さえしていないのに追い打ちをかけるように痛みが持続しているHさん自身の態度を責め、Hさんの傷ついた身体と不安定な精神状態に対して、筆者は冷酷な仕打ちをしてしまった。理学療法士としての過信、人間としての未熟さによって他者を傷つけてしまったことへの後悔は現在でも忘れることはない。

Hさんへのことばと筆者自身の痛みの体験を通じて、その苦悩は他者になかなか理解してもらえないことに気付いた。同じような損傷や病いを体験していれば、それを通じて他者の心境に共感できるかもしれない。あるいは小説や映画の物語、他者に聞いた話など、己の体験外の状況をイメージすることで、他者の痛みを理解しようとする。しかし、それは痛みをイメージするに過ぎないので、他者の痛みの理解には繋がらないであろう。

3　Kさんとの11年間

筆者が理学療法士になって7年目の時に、訪問リハビリテーション（以下、訪問リハ）の仕事を始めた。週に一度のパートタイムであったため数多くの利用者を担当することはなかった。訪問リハは在宅での対応であるため、長い期間担当する。理学療法士人生の中で最も長く担当したのがKさんである。Kさんとの関係は、Kさんが亡くなるまで続き、11年間ほぼ毎週自宅を訪問した。

Kさんとのやり取りを通して、進行していく病いの苦悩をどのように受け止めて生きていくかを考えさせられた。

Kさんは脊髄小脳変性症[xxii]で難病指定を受けている70歳代の女性だった。夫と3階建ての戸建てに2人暮らしであった。訪問リハを開始した当初からKさんは病状の進行によって、自宅内を自由に移動することが困難であった。ただし、室内に張り巡らされた手すりを使って、寝室ベッドから廊下を介して近くにあるトイレと食堂への移動は自力で行っていた。非常に不安定な移動であったが、Kさん自身で行動することを決意しており、それを可能にするために訪問リハを継続していた。

　訪問リハを始めたのは、脊髄小脳変性症の診断を受けてから5年以上経過した後だった。病状の進行は緩徐であった[xxiii], [17]。緩徐とは言え確実にKさんの活動水準は低下しており、罹患する前には活発に行っていた水泳や書道、水墨画、その他の創作活動をすべてできなくなっていた。特に手の症状（企図振戦[xxiv]）のために細かな動作ができなくなり、作業が好きなKさんには、かなりの心的ストレスになっていたと思われる。

　訪問リハ開始時の要介護度は3[xxv]であり、介護保険を利用したサービスは訪問リハ以外に、週に1度の訪問マッサージ（あん摩マッサージ指圧師）[xxvi]と介護器具のレンタルのみであった。要介護度3の場合のサービス利用限度額

[xxii] 脊髄小脳変性症（せきずいしょうのうへんせいしょう、英：Spinocerebellar Degeneration（SCD））は、運動失調を主な症状とする神経疾患の総称である。小脳および脳幹から脊髄にかけての神経細胞が徐々に破壊、消失していく疾患であり、1976年10月1日以降、特定疾患に16番目の疾患として認定されている。また、介護保険における特定疾病でもある。

[xxiii] 脊髄小脳変性症とは、数種類の診断の総称であり、細かく分類されたKさんの診断名は未定のままであった。しかし、症状から考えるとオリーブ橋小脳萎縮症であり、この場合の生命予後は、平井ら著『目で見る　神経内科学』（1996）によると発病から3～10年（平均6年）で死亡するとされている。その平均値から考えるとKさんの進行は緩徐であった。

[xxiv] 『目で見る　神経内科学』によれば、企図振戦とは「ある目的動作を開始する際の振戦（手の震え）」と説明されている。

[xxv] 厚生労働省の説明によると、要介護認定は、介護サービスの必要度（介護サービスの程度）を判定するものであり、要介護度とはそのサービスを決めるための区分のことである。

[xxvi] 介護保険ではあん摩マッサージ指圧師の訪問は行えないが、Kさんは特定疾患であり、医療保険制度を利用していた。

は約27万円であり、一般的にはデイケアなど他のサービスを利用して不足なく使用することが多いのだが、Kさんは不必要と思ったサービスは利用せずに、ケアマネージャの推奨するケアプランよりも本人で考えた生活パターンを大切にしていた。

　脊髄小脳変性症は進行性の難病であり、かつ年齢的にも身体能力は時間の経過とともに活動制限が生じる。しかし、Kさんは毎日、本人が考えたトレーニングを欠かさずに続け、著しい廃用症候群[xxvii] が進まないように努めていた。他者の手を借りて活動水準を維持するのではなく、己の力で生活していくといった意思が非常に強かった。まだ、外出ができる頃には積極的に夫婦で脊髄小脳変性症の講演会や家族会に参加し、病状や予後を十分に理解していた。

　病気が進行するに従い徐々にADLは困難な状況になり、Kさんは訪問リハの開始を決めた。本人は自力でADLの維持に努めていたが、訪問リハを始める前に、自宅で転倒し腰椎圧迫骨折で入院し、自宅に戻っても腰の痛みが残り、その対応策として訪問マッサージを開始し、週に一度腰部のケアを受け始めた。そして、歩行困難に関しては理学療法士の訪問リハが良いとケアマネージャに説得され、その半年後に訪問リハが始まった。訪問リハの開始から1年経過した頃、訪問マッサージの担当者とのトラブルが生じて、双方の信頼関係が失われたため、それ以降は筆者だけがKさんの身体ケアの担当者になった。

　週に一度、40分程度2人でいろいろな話をした。同郷の出身であったことや好きな作家が同じであったことなどで打ち解けた会話もできた。病気の話やその予後の話なども包み隠さずに話し合う対話もできるようになった。まれに死について話し合うこともあったが、筆者にとっては、死はいずれ訪れることを知っていても、遠い先の出来事のような感じであった。しかし、Kさんにとっての死とは、いつでも受け入れられるものであり、本人は死のうとは思わないが、そうなったら仕方がないといつも言っていた。そのような話はKさんの夫にもしていたようで、死ぬ前には延命を行わないで欲しいと伝えていた。筆者が医

---

xxvii）身体の過度な安静による二次的機能不全を指す。関節拘縮などの局所症状から心臓
　　機能低下などの全身症状までその範囲は幅広い。

療者は死ぬ前に延命を懇願されたら、その処置をすると思いますけどと、冗談交じりに話しをすると、Kさんはそのようにはならないと笑いながら断言した。

死に際に人間は何を考えるのか、筆者は、人間の本性として、誰もが長生きしたいと願っているだろうと信じていた。そのような人間の願いが医学・医療を発展させ、その成果として長寿社会が実現されたのである。長く生きたいと願うのは人類の共通意識であり、天国や地獄、来世の世界が存在するとの宗教観とは別に、生物的な存在の本音であると思っていた。病苦や社会的なストレスによって自殺する人間も死にたいから死ぬのではなく、死によってしか状況を変容できないのであり、逆説的に言えば、死をもって生きようとしている姿であり、悪い状況が好転すれば死ぬ必要はなくなるであろう。もちろん、うつ状態によって判断能力が低下し、死以外の可能性が失われている場合もあるが、いずれにせよ自殺は特殊な状況に追い込まれた事象であろう。現在でも自殺の要因の第1位は病苦であり、病気で生き続けられない場合、苦しみから逃れるための選択肢として自殺がある。

久坂部羊著『虚栄』（2015年）の中で、急性骨髄性白血病に罹患した医師である秋吉が難治性の病気を前にして治療による治癒の可能性の有無について、失敗して死ぬのではないかとの不安に駆られた時の心境を以下のように記述している。

> 秋吉はベッドに突っ伏し、頭から布団をかぶって身体を震わせた。いっそこのまま治療をほうきしてしまおうか。希望を捨てたほうが、苦しみが少ないのでは。
> これまで秋吉は、病苦で自殺する人の気持ちがわからなかった。死ぬのがいやだから自殺するというのは、矛盾しているじゃないか。しかし、今はその気持がわかる。この苦しみから逃れられるなら、この焦燥から解放されるなら、死ぬことも厭(いと)わない。今の自分に、死は救いでさえある……。[18]

筆者は、人が死に直面した際に秋吉のような不安に駆られるのだろうと思っていた。そのため、秋吉の思いには共感を覚える。しかし、Kさんは自殺することへの心境に触れることなく自然の成り行きに身を委ねる姿勢を堅持した。SCDは不治の病であるため、病苦で生きられないと思い自暴自棄になっても

不思議ではなかった。日々症状が進行し、蝕まれていく体を労りながらも、可能な限り抵抗しつつ、増悪することは仕方のないことだと受け入れていたような印象を受けていた。

　Kさんは若い頃に肝炎に罹患して以来、慢性的に血液検査の数値が不良な影響で疲れやすかった。しかし、自力でトイレにいくという強い意思があり、何度転倒しても移動していた。あるときにトイレ内で転倒して便器と壁の間に体が挟まれ、自力で脱出することができなくなるようなこともあった。幸い損傷することはなかったが、夫が気付いて助けてくれるまでの時間、狭い隙間に閉じ込められたことがある。そのような嫌な体験をしたことがあったにもかかわらず、懸命にトレーニングを続けた。トレーニングを続けることは死に抵抗しているようにも感じられた。一方、Kさんは、死を受容していたようにも思えた。自力で最後までトイレに移動すること自体が己の尊厳を順守するための行為だったのかもしれない。

　訪問をはじめて9年目の頃に自宅での転倒によって腰椎の圧迫骨折を起こし、入院することになった。その時の入院期間は6週間ほどであった。この入院後からKさんに認知症症状が現れ始めた。それ以降、自力でトイレにいく意思が薄れ、ポータブルトイレで用をたすようになった。さらに、おむつを使用し、トイレに移動する意思はまったくなくなった。認知症の起因が何であったのかは正確にはわからない。入院によって環境が変わり、ベッド上で動かないことが脳活動に悪影響を及ぼしたと推測される。すでに軽い認知症症状はあったのかもしれないが、顕著ではなかった。この認知症を契機に短期記憶力が失われ、活動することへのモチベーションが著しく低下した。さらに、疲れやすくても、続けることに意味があると無理していたトレーニングを諦め、運動はしたくない、もう疲れたと訴えるようになった。

　運動に対するモチベーションが著明に低下したため、訪問リハの目的を生活維持から廃用症候群の予防に切り替えることにした。特に、関節拘縮を防ぐための関節可動域運動が訪問リハの中心的プログラムになった。運動をしなくなってから急激に体力が落ち、肝機能低下、胆管結石を合併し腹部と腰部に痛みが出るようになって、ADL水準も下がった。

認知症によってKさんから欠落した要素は何だったのだろうか。一般的に認知症は記憶と見当識の低下が中核症状とされている。周辺症状としては、幻覚や妄想、抑うつ、不安など、中核症状の病態によって様々な症状が出現する。症状が悪化する過程で人格変貌や他者と自己との認知が不可能になる。Kさんの症状は、記憶能力低下と軽い人格変貌であった。記憶と会話内容に関しては、日によって差異があった。

　人格変貌として、認知症になってKさんは怒りっぽくなった。周りの方々に不満を漏らすようになり、特に夫に対して幾度となく不満を漏らした。その不満は夫との関係をよく知っている人間からすると誤解している内容が多く、Kさんの言い分が間違っていることが多かった。認知症の症状として感情をコントロールできなくなり、文句を言われても夫はじっと耐えていた。長年連れ添った妻の急激な変貌が辛かっただろう。

　筆者自身もKさんの人格変貌に辛さを感じていた。これは明らかに訪問リハの対象者であるKさんへの感情移入であった。病院の理学療法業務であれば11年もの期間にわたり、1人の対象者を担当することはあり得ない。筆者の理学療法士キャリアの中で最も長い時間を過ごしたためか、単なる対象者ではなく、毎週会う年の離れた友人のように思っていたことに気付いた。これは心理学で言われる転移ではなく、長い期間を共に過ごしたことで価値を共有したことからの友情であったと理解している。ゆえに、他者には感じたことのない感情移入であったと言えよう。長い時間の経過で高齢者は経年的要因だけでも症状が進む上にSCDの症状が加わり、さらに、認知症症状の出現によってKさんの感情は乱されたと思える。

　ある時期から理学療法士としてのあり方は、精神科医のハリー・スタック・サリヴァンの提唱する「関与しながらの観察（participant observation）」[19]を常に意識することが重要であると思うようになった。これは対象者の生活の中に足を踏み入れ、客観的に観察するのみではなく、直接的に関与しながら観察することの重要性を提唱したのであると考える。しかし、観察である限り、一方の足を踏み入れて関与し、他方の足を対象者の生活の外に置いて、客観視することが求められる。その点からすると、筆者のKさんに対する医療者とし

ての観察姿勢は、歪んでしまっていたと内省している。

　ただし、これまで痛みの訴えをほとんどしなかったKさんが痛いと訴えるのは、かなりの痛みなのだろうと捉えていた。特に胆管結石の特徴は耐え難い痛みを発生させると言われており、Kさんに対しては、身体を動かす際にこれまで以上に気を使わなければならなかった。

　ある日、突然に身体が動かなくなったため、再入院することになったという連絡があった。その後、検査の結果、肝臓がんの発症が判明した。年齢的には進行が遅いため、家族も特に治療を望んでいないため、自宅で看取るのだろうと思っていた。訪問看護でもがん患者が自宅で亡くなるための緩和ケアを行っており、その訪問リハについても何例も経験があったので、気持ちの上では看取りに関与する準備をしていた。しかし、Kさんは、入院から1か月経過した後に亡くなったのである。

　Kさんが亡くなった後、夫に最後の様子を聞いた。Kさんの最期は、あまり苦しむことなく逝去されたとのことだった。普段、気丈に振る舞っていた夫がKさんの死に対して涙ながらに、「寂しくなるなぁ」とのことばを聴いた時に筆者の胸は喘いでいた。老老介護であり2人暮らしであったため、夫は独居生活を送ることになり、Kさんが逝去されたことで、筆者の訪問リハは終了した。

　11年間、毎週40分、身体に触れ、たくさんの話をした。筆者の人生を振り返ってもこれほど会話・対話を交わした人間は、家族以外ではいないだろう。Kさんは、認知症になる前には己の置かれている状況に文句も言わずに、つらい、死にたいとも嘆かず、死ぬまでの日々を丁寧に自力で人生を送ることを念頭に置いていた。そのような生き様を観て・診ていて、人間として尊敬できる1人であった。

　そのようなKさんが一度だけ、しみじみと己の病気について現実的に対峙する想いを話してくれたことがあった。それは、2人で村上春樹の小説の話をしていた時に、彼のデビュー作である『風の歌を聴け』（1979年）で描かれている寝たきりの少女のことが、とても印象的であると語ってくれた。その小説の内容を以下に引用する。

　　　　時々、もし駄目だったらと思うととても怖い。叫びだしたくなるくらいに怖
　　　　いんです。一生こんな風に石みたいにベッドに横になったまま天井を眺め、本
　　　　も読まず、風の中を歩くこともできず、誰にも愛されることもなく、何十年も
　　　　かけてここで年老いて、そしてひっそりと死んでいくのかと思うと我慢できな
　　　　いほど悲しいです。（中略）病院の窓からは港が見えます。毎朝私はベッドから
　　　　起き上がって港まで歩き、海の香りを胸いっぱいに吸い込めたら。[20]

　Kさんは、病気の身になり動けなくなり、「風の中を歩くこともできず」に
いることを、苦しみに満ちた人生だと語った。身動きができない少女の気持ち
がとてもよく理解できて、本音では病気で動けないことが辛いと、1度だけ筆
者に伝えたことがあったことは述べた。この話をした後に私達2人にとって
「風の中を歩くこと」は共有されて、苦悩を表現する際のキーワードになった。
Kさんにはベッド上からトイレまでの移動が命がけであり、普段、何気なく歩
いている私達にとってKさんが抱える苦悩を追体験することは難しく、状況を
共有しているとは、決して断言することはできない。私達は、普段のADLを
遂行できるすべてのことを当たり前だと思って生きている。毎朝起きて、朝食
を食べるといった日常を奪われ、実際に戻れないままの状態でいる苦悩を想像
することは、極めて難しいことである。Kさんには強い苦悩があったはずだが、
それを表に出すことは、ほとんどなかった。筆者が考えていた機能不全のある
人間像とは異なり、凛とした生き方であった。Kさんの苦悩に耐えながら生き
る根源が、どこにあったのかはわからない。文化人類学や生物学的には、個人
差、民族差、国民差、文明差、歴史などの要素が背景にあることも考えられる
が、本書で論じる枠を超える課題であり、別の機会に探究してみたい。

4　頸椎症の痛みとその苦悩

　2009年4月に仕事で筆者が重量物を持ち上げた際、予想以上の重さであっ
たため、持ち上げた直後に物体を移動させた時に、左の頸から頭にかけて電流
が走るような感覚が生じた。その際、冷や汗が出て気分不良を起こした。電流
のような感覚と気分不良はその時だけだったので、持続することもなく特に原

因を調べることなく放置していた。

　ところが、5月に入り左肩が痛み始めた。通常、肩の痛みは動きに伴って生じることが多いのだが、筆者の痛みは肩の動きにかかわらず軽い痛みが持続して、違和感と共に不快感が強かった。理学療法士として肩の痛みの要因、検査法、対処法は専門家であるため十分に知っているつもりでいた。しかし、己の症状に関しては冷静に対応できず、理学療法を実施してもらうのではなく、湿布を貼ることで対処していた。だが、症状はむしろ酷くなり、さらに湿布を貼った部位がかぶれ、強いかゆみとそれを掻きむしった痛みに悩まされた。

　湿布を貼ることができなくなったので、次の対処法として筋の伸長法[xxviii]（ストレッチング）を始めた。一般的に筋やその他の軟部組織の短縮によって肩周囲に痛みが生じるため、その短縮の改善を目的としたアプローチであった。肩関節を種々の角度の限界まで伸長して痛みが増す痛点を確定しようとした。しかし、痛点は確認できず、伸長法でも十分な治療効果を得られなかった。

　頸から頭に電流のような感覚が走ってから2か月程度して、痛みは肩から頸周辺に範囲が広がった。痛みの広がりに不安を感じたので、この症状を理学療法士の同僚に相談し、肩と頸の検査をしてもらった。理学療法評価として頸部の関節の動きや筋の張り程度、そして、神経伸長テストを行ってもらった。神経伸長テストで明らかな陽性兆候が認められ、この時に初めて痛みが神経性であることや重量物を持ち上げた際に頸部の筋と神経が急激に伸長されたときに痛めたことが判明した。

　頸に原因があるとわかったので、他の理学療法士に頸部筋群の伸長を開始してもらったが、症状は持続して、むしろ日毎に悪化していった。そして症状は痛みだけではなく、左母指にしびれが現れ、さらに左腕の筋力が弱くなっていることに気づいた。症状は徐々に進行し、3か月ほどでピークを迎え、ADLに影響を及ぼすようになった。特に夜間症状が増強し、夜眠れない日々が続いた。一日中、不愉快な症状があり、睡眠不足でイライラし、情緒不安定な精神

---

xxviii）ここでの伸長法は一般的にストレッチと呼ばれる運動療法である。しかし、用語の使い方として、伸長と伸張が混同されている。正確には伸張反射はストレッチ反射、伸長はエロンゲーション（引き延ばす）である。

状況に陥った。また、症状の改善が認められないのは治癒の可能性がないのではないかと大変不安であった。

　痛みが治まらない理由がわからず、不安が募る過程で同僚の見解では、「最悪の場合、麻痺が残る、手術が必要かもなど」の情報に敏感に反応し気が滅入っていった。専門家であるがゆえに、様々な情報を得ることができることから、余計な想像は膨れ上がり死ぬことまで意識するようになってきていた。これは死に至る病ではないとわかっていながらも、これほどまでに症状が改善しないのは、特殊な病態によって、最悪の容態になれば死ぬのではないかとさえ思うと慄き震えた。それは間違っていたのだが、死を予想することは同時に生に執着することだった。換言すれば、死にたくない心情は、生きたいことへの望みであることに初めて気付いた。

　症状を我慢できる段階では頸に痛みがあることを内密にして何事もないように振る舞っていた。自ら援助を求めず、具合が良くない様子に気遣いしてくれた他者にだけ、頸の痛みに触れた。それは、この程度で苦悩しているのは恥ずかしいと感じていたためだが、それよりも、なりふり構わず助けを求めなければ、生きられないかもしれないと思った。この種の不安と苦悩をこれまで体験していないが、他者に己の弱さを曝け出す覚悟ができたのだと思う。その後、症状改善のために関係者に相談して最善策を見つけようと努力した。そして、その最善策はあまりにも近いところにあった。

　筆者が勤務していた大学の所属医師は徒手療法[xxix]の大家であり、それに関しては世界的にも有名な医師であった。その医師に頸を診てもらうと、すぐに頸の病態を理解してベッドに寝かされた。頸の左側面に指を当てがい、直に病態部位を探り当てて、「これだろ」と言われた。その押された痛みがあまりにも強烈すぎて声も出ずに、足をばたつかせた。これまでに感じたことがないほどの強烈な痛みであった。また、筋痛がこんなにも痛いとは予想もしていなかった。それは飛び上がるほどの痛みであり、医師が圧迫している指がそのまま頸を貫通してしまい、その力で頸全体が引き裂かれるのではないと感じさせ

[xxix] 関節モビライゼーションという筋・骨格系に対して徒手を使って治療する方法である。

られるような衝撃だった。しかし、同時に病態部位が判明した。衝撃的な痛みによってやっと自己の存在感を認知すると妙に落ち着いた気分になった。

　指を頸から離した医師は、「こんな痛みは頸椎カラーをつけておけば治る」と突き放されたように言われた。普通であれば、なんて失礼な医師だと思うはずであるが、突き放されるということは頸の痛みに重篤な意味はなく、医師にとってはありふれたものであり、頸は治ると約束されたような印象を受けた。これまで誰かの優しい大丈夫ということばよりも、突き放されながらも治ると言われたことが何よりもの救いだった。

　頸椎カラーをつけての生活は3か月程度続いた。頸椎カラーだけではなく、その後もいくつかの理学療法で対処した。医師が言うほど簡単に痛みは消失しなかったが、症状がどんどん緩和していく体験をすれば、その後、増悪と寛解を繰り返しても不安は少なかった。

　この体験は、痛みに対する筆者の解釈を変革するものであった。人間の身体は安心、安全、安楽な状態を望んでいると信じていた。健康を邪魔するような刺激を避け、安定した生活を送ることは人間の本性であり、身体の異常があるときは安静を維持し、休息をとり、身体は回復していくのだと信じていた。今回体験した頸部の痛みは電流が走るような刺激に始まり、病変が確認されないまま徐々に症状が進行した。症状が現れた後、筆者自身では何の対応もできずに、不安と恐れに苛まれた。痛みは人間に危険を知らせることと同時に、耐え難い苦しみをもたらすことを認識したのである。

　頸部の痛みは先に述べた手術後の痛みとは質も程度も大きく異なっていた。手術による痛みは、メスを入れ虫垂を切除したことによる明確な鋭痛であり、炎症のため身体は発熱し、身動きできない痛みであった。それに比べて頸の痛みは普段の生活への影響は我慢できる程度であったが、夜眠れないこと、治癒の可能性が確実ではないため、精神的に疲労してしまうほどの苦悩であった。

　痛みと書けばどれも同じ感覚のように読めるが、私達にとっての痛みは、原因や状況によって多種多様に解釈される。だが、痛み自体は苦しみを伴うことに相違はなく、また、その苦しみは不安感や慄きを賦活する。この苦しみは己自身のものであるが、己が感じると言うよりも己の身体が感じており、その苦

しみの叫び声が痛みのように思える。つまり、己の精神は、その身体の叫び声に不安や恐れを覚えているのであり、痛みの存在の解釈は自己と他者との双方の立場に身を置かないと理解できない現象であると考える。

5　Nさんの治療 ── 感動を取り戻す ──

　筆者は、勤務している大学の関連病院で診療していた時期があった。週に半日であったが、診療を通じて新人教育や学生教育を行っていた。ある日、筆者が痛みの治療を専門にしているという情報を聞きつけて、Nさんは診療のためにその関連病院に来院した。

　Nさんは40代の女性で、大阪府茨木市の関連病院に京都市からわざわざ訪ねてきた。その理由は筆者の診療を受けるまでにいくつかの病院で治療を受けており、受傷後の経過は約3年で、治らない状態を何とか脱却したいとの願いから可能性を探るための来院だった。Nさんのこれまでの症状の経過と状況の説明から、疲れきっている様子が窺えた。

　Nさんは保育の仕事中に左上肢（腕）を強く引っ張られて以来、頸から手先にかけて痛みとしびれを呈しているケースであった。問診と動作を確認し、症状を神経学的検査や痛みの誘発テストなどで確認し、理学療法の方針を立てようとした。しかし、1回の検査で病態を把握できるほど簡単なケースではなかった。痛みとしびれ症状が複雑に絡み合い主症状が何に起因するのかの特定はできなかった。

　Nさんの受傷起点は上肢を引っ張られたことであり、その際に神経が強く伸長されたために主症状が神経性の痛みやしびれとなっている。損傷してから3年間が経過しているため第一次的な症状だけではなく、その後の後遺症も残存しているため、症状は複雑化していた。特徴として交通事故などで多い、引き抜き損傷xxx)のように腕神経叢全体の症状があった。そのため頸椎の一部の神経根症状という診方ではなく、頸部から上肢全体の神経を詳細に診ていった。

　Nさんの症状の特徴は、刺激に対する反応の過敏さにあった。頸や上肢を少しでも強く触ると強い痛みとしびれが出現し、症状が増強した。この症状を出

Ⅲ　痛む人、苦しむ人の臨床から　69

現させないために丁寧に時間をかけて触診する必要があった。Nさんには、できるだけ症状に気を取られないように色々な話をしてもらいながら、臨床推論を繰り返して理学療法を続けた。

　Nさんは症状が緩和すれば仕事に復帰することを望んでいた。仕事は保育関係であり、身体をよく動かす、子どもを抱く（重量物を支える）などができる必要があった。医療的な見解から上肢の牽引が症状を助長させるため、特に子どもを抱く動作は困難であると考えられた。まずは仕事よりもADL自立の必要であったが、Nさんは、全面的には表現しないけど、社会参加への意欲は高く、話をするうちに医療者としてそれを叶えたいと思うようになっていった。

　Nさんの趣味は、手作りのカードなどを作るとのことだった。受傷してからは細かな作業ができなくなっており、それを休止していたが少しずつ意欲が増してきて、リハビリテーションを兼ねて趣味の再開を行いたいと申し出があった。その頃は年末に近く、筆者の子どもにバースデーカード兼クリスマスのカードを作ってくれることになった。

　そのカードは切り絵で作られており、雪だるまのサンタがモチーフになっていた。その雪だるまの目はボールペンで書かれておりNさんにとっては、そこがどうしても気に入らないとのことだった。本来ならすべて切り絵で作っているNさんには、重要なルールがあり、「プライドが許さない」と表現していた。この雪だるまの目はNさんにとって予想外の失敗であり、次のカード作成の意欲になった。Nさんには、細かな部分に手を抜かない意思と作成意欲があり、痛みやしびれがあったとしても、それらを乗り越える課題が芽生えたようだった。

　Nさんには、作業過程で上肢への負担が加わるが、受傷してから3年間ほとんど思いもしなかった「誰かのために何かを作る」との発想がよみがえる機会になった。作業過程では失敗を繰り返していたが、過度に熱中すると次の日に影響の出る症状に悩まされていた。これまでは症状が出たら気が滅入り、作業

---

xxx）　日本救急医学会の説明では、上腕が強く引っ張られ、脊髄から上腕神経の神経根が引き抜けるタイプの損傷を引き抜き損傷とされている。主にオートバイ事故や自転車事故が原因となる。腕神経叢は第5～8頸神経と第1胸神経から構成され、断裂した神経根によって支配される領域の神経脱落症状が出現する。

全体を中止していたが、病院に行けば症状が緩和すると思えるようになった様子で、症状への心配が随分と薄れていった。クリスマスカードから約4か月後、筆者のために細部にわたる切り絵のバースデーカードを作成してプレゼントしてもらった。その行為は、Nさん自身で決めた重要な課題を克服したことになったと思える。

　Nさんは誰かのために活動することを通じて痛みによって、内に閉じ込められていた世界から僅かであれ、外に一歩踏み出られたのかもしれない。内に閉じ込められると外界に対する関心を失い、家事などの日常的な活動は行えても生産的な活動への意欲は希薄になり、怠惰な心境に陥り易くなる。Nさんは受傷してから何度も受診の場を変更することで、現実からの逃避を試みていたと思われる。

　そんな折、以前、担当の理学療法士に「症状に折り合いをつけたほうがいい」と助言され、酷く傷ついたと話してくれた。それは専門家によって痛みが治らないと宣言されたのと同様であり、必死に外に出ようとする意思を打ち砕く発言だった。痛みの強力な援軍である医療専門家に間接的ではあれ、治らないだろうとの見解を聞くと、痛みに悩んでいる者にとっては耐え難い苦しみである。

　Nさんは、筆者を訪ねてきた理由を最後の希望であり、賭けであったと後日伝えてくれた。筆者のことを知っているわけでもなく、治る根拠があったわけでもない。ただ、「どうせ無理かもしれないけれど、痛みを専門にしている医療者なら少しは可能性があるかもしれない」と思っていたようだった。偶然にも筆者自身が頸の症状に悩み、それを克服した経験があり、Nさんにその時の経過情報などを提供することができた。また、筆者も頸部症状の経験者であることを症状の共有者であると思ってくれたようだった。

　Nさんは日々の活動量を増やし、可能な活動と不可能な活動を区分していた。調子が良好な時には、つい無理をしてしまい次の治療の際には申しわけなさそうな報告を受けた。また、調子が不良な時は、何もせずに症状が安定するのを待つ方針だったが、症状の変調が予想外だと正直に不安であるなどと隠さずに伝えてくれた。症状には波があるため、その理由を説明して、仮に変動を繰り返しても可能な限りの対応をすることを確約して、同意してもらい徐々に活動

量を増やしてもらった。さらに、Nさんへの動機づけとしては、良好な症状の転機は、治療や活動量の目安になっていることを強調した。

　筆者が頸を傷めた時、痛みからくる不安で将来的展望を見失うような感覚に陥った。何をしてもうまくいかないような世界で生きているようだった。常に頸から上肢にかけて違和感があり、頻繁に痛みが走る。その症状が収まるのをじっと我慢して待っていた。その間にやりたいこと、やるべきことの多くを喪失してしまった感じがあり、前向きになれない己に嫌気が差し、疲労困憊していた。しかし、治るきっかけを掴んだ時、同じような症状が続いていても世界観が広がる感覚であった。「太陽の光がさす」感じを体験すると目の前に道が開ける気がする。おそらくNさんも同じような体験をしたのだと思う。

　Nさんは、治療を開始してから9か月で保育の仕事ではなかったが他の仕事に復帰できるようになった。仕事復帰をめどに主治医の処方で理学療法を終了することになったのは、治療開始から10か月経過した頃だった。症状が完治したわけではないが生活を取り戻すことができたと判断できる状態まで回復したのである。治療の最終日にNさんから手紙をもらった。その文章には、突然押しかけて治療をお願いしたことの謝罪や症状が緩和したことの感謝の気持ちが綴られていた。その中で、最も印象的であったのは「先生のおかげで感動することを取り戻せました」との文言であった。この文言は筆者の理学療法士人生の中で最も印象的な出来事であり、生涯大切にしようと思った。

　Nさんは日々の生活の中で、何に対しても心が動かない己がいて、症状の進行と比例して感動することがなくなっていることに気付いたとのことである。日々の生活は身体活動の基盤になる生理学的欲求によって成り立っている。食べたい、どこかに行きたいなどの意思が私達にはあり、それを達成するために活動する。そのような欲求が達成されなければ精神的な負担となる。欲求が満たされない状態が続くことで動機は下がり、活動の前に、どうせできないとの先入観を抱き、それが続けば欲求も低下する。Nさんの場合も不快な症状に支配され快なる欲求への意思がなくなっていた。しかし、症状が緩和する過程で身体活動の復活を実感でき、同時に心が躍動する感じを覚えたのだろう。いつも同じ場所を歩いていて、咲いている花に気付きそれを美しいと思う。誰かの

ために何かができることを嬉しいと思う。そのようなエピソードが1つずつ増えていったようだった。

　身体と心のバランスが失われると、それに苦悩し感情が乱されてしまう。特に、喜びや楽しさというポジティブな感情は影を潜め、辛さや怒りばかりが目立つようになる。私達が普段何かに感動できるのは心身の調和が取れているためなのだろう。Nさんの手紙を通じてそのことがわかった。

　もう一つ、Nさんの治療体験を通じてわかったことがある。筆者自身が頸部症状を体験したことにより、Nさんを診ている時にNさんの感じている痛みやしびれをわかる気がしていた。痛みやしびれを追体験しているのではなく、ある部位にいかなる痛みがあるかがわかるようになる。これはとても不思議な知覚的事象であった。また、一度その知覚を体得すれば他の症例においても触診することで痛みがわかるようになってきた。筆者の中をその痛みが一旦通り抜けるような感じになる。筆者自身が痛みを覚えるのではなく、痛みの質感と程度が手を伝わって認知できる。視覚による空間の理解や文字を読んで意味を理解するのではなく、また単純な触圧覚の理解ではなく、おそらく医学的知識と痛みの体験とが複合して独特の感覚が生まれたのだろう。

　本来、主観的感覚である痛みは共有不可能である。しかし、理学療法士としての治療経験と患者の痛みに苦悩したことから、確実ではないにしろ、他者の痛みの存在をわかるようになってきた。よって、痛みは共有できないとは言い切れず、一般人ではないが、医療者やトレーニングを積んだ専門家には共有可能であろう。あるいは、専門家は痛みの共有を通していったん自己で捉え直し、それを他者に伝えることから痛みの通訳者になれるのではないだろうか。

　筆者の場合、沢山の患者の理学療法経験から、理学療法士としての非言語的なデータベースを作り上げ、数を蓄積することで、患者の症状を診ると病態像の掌握が次第に的確にできるようになったと感じている。これは「臨床の知」と呼ばれることもあるが、長年の臨床経験を通じて数多くの患者のデータをコンピュータに蓄積するだけではなく、医療者自身の脳裏に蓄積して、それらの情報が特定の患者を診るときに想起され、研ぎ澄まされた感性を頼りにして、臨床推論に活かされてきたのだと考える。1965年公開の黒澤明監督映画で江

戸時代の『赤ひげ』と呼ばれる医者の物語では、医療費を払えない患者、苦しむ患者への人間味溢れるキュアとケアを施し尊敬されている医療者像が描かれている。近代とは異なり、この時代における医療者は、臨床検査や画像データもない時であり、上記の如く、臨床経験から得られた各症例のデータを脳裏に刻んで保存する以外に方法はなかった。その観点からすれば、現代医学・医療は顕著に進展しているのであるが、医療者自身は、安易に種々のデータに基づいた診断と治療方針を決めてしまうこともある。それにしても、医療事故は後を絶たない現実があるのは、元来、人間にはミスを犯す性分があるからである。とはいえ、それを完全になくすことはできないにしても、限りなくミスのない医療を提供することは、医療者の重大な責務である。

6　Ⅲの結語

　理学療法士として患者の痛みと苦しみに遭遇し、筆者の痛み経験から得た知見を述べた。痛み研究を著者のライフワークとするきっかけは患者の訴えを無視し、受け取らない筆者の臨床での態度であった。痛みは個人的な感覚かつ情動経験であるにもかかわらず、患者の痛みはないものとして考えた。この大きな間違いに気がついたときに、自戒を込めて痛みについて学びたいと考えるようになった。

　患者の苦しみは必ずしも痛みそのものではない。痛みを有することによる生活の影響や情動の変化が苦しみとなっている。痛みが苦しいのか、苦しみが痛みを引き起こすのか。またその両方なのか。痛みのあり方についてはまだ不十分であるが、痛みの治療を通して患者の苦しみを解放できたのも事実である。それは、薬による痛みの緩和ではなく、痛み症状に寄り添い、未来の閉塞感を緩和したような印象がある。

　痛みを捉えようとすると不快感や苦しみについて考えなければならなくなる。次章では症状としての痛みではなく、痛みとは何かを国際疼痛学会の定義から読み解きつつ、痛みに伴う不快感について考察する。

IV 痛みを読み解く

　Ⅱ章で医学的な痛みとⅢ章で痛みを有する人間のエピソードを紹介した。端的に痛みとは言え、その原型はそれぞれの状況に応じて変容する性質がある。よって、変容する痛みの本質を知ることは不明確になる。さらに、その不明確な痛みの存在性の意味を探究することは困難であり、痛みは漠然とした現象として認識され、広義な意味で必要に応じて便利に使い分けられる。本書の目的は痛みの存在意義を明らかにすることであり、そのためには不明確で広義な意味を含め痛みの周辺に存在する、類似した現象を精錬する作業が必要となる。

1　国際疼痛学会の痛みの定義

　痛みを読み解くための足がかりとして国際疼痛学会（International Association for the Study of Pain：IASP）が1979年に呈示した痛みの定義（以下、定義）の意味を考察する。
　IASPの定義で痛みとは以下のように呈示される。

　　（痛みとは）現にある、あるいは潜在的な組織損傷と関係づけられた、もしくはそのような損傷の観点から記述された、不快な感覚的、情動的経験である。
　　An unpleasant sensory and emotional experience associated with actual or potential tissue damage, or described in terms of such damage. [21]

　この定義は、1979年に精神科医のハロルド・メルスキーを座長とするグ

ループが国際疼痛学会の現代的定義を呈示することを要請されたものである。この定義を読み解くためには、いくつかのキーワードを拾い上げながら考察する必要がある。

　一般的に痛みは「現にある組織損傷（actual tissue damage）」と「関係づけられた」ものであると思える。これはⅡ章で述べた侵害受容性疼痛がその代表である。身体には切り傷や打撲などの明らかな組織損傷がある場合に痛みが生じる。また、定義では「あるいは潜在的な組織損傷（potential tissue damage）」と説明されていて、原語のpotentialとは、眼に見えない部分での存在性もしくは将来的に痛みが生じる可能性を指している。つまり、神経因性疼痛など組織損傷が見えない部分で生じて痛み、あるいは組織損傷への可能性を含めて広義に捉えると非器質性疼痛も含まれる。

　痛みは「不快な感覚的、情動経験（an unpleasant sensory and emotional experience）」である。痛みの重要な特徴は、この「不快（感）」である。定義の注釈では、不快感の伴わない痛みは痛みではないとしている。これは針先で皮膚を軽く押し付けるとチクチクした刺激を感じるが、痛みの皮膚刺激は認知されても数回指す程度では不快な感覚とはならない。だが、それを何度も繰り返せば時間的に加重によって不快な感覚になるが、2〜3度の刺激では他の体性感覚と比較しても不快と言えるほどではない。

　上記の定義の部分について痛み研究の第一人者であり神経生理学者のパトリック・ウォールは、「第一に観察しても内省しても、組織損傷と痛みの対応が見出されない。第二に普通の人[xxxi]は不快感を伴わない純粋な痛みを経験しない」[22)]と述べている。これは組織損傷などの危険から身体を回避するような反応だけを痛みと呼ぶのではなく、不快感が痛みを司っているとした考えである。さらに、ウォールは、「最初に純粋な感覚があるべきで、その次に、純粋な感覚に不快感のような情動的価値を付与する精神的価値判断が続く」と解説している。

---

xxxi）この場合の「普通の人」に関しての言及はなされていないが、マゾヒズムなどの倒錯を除外しているのだと考えられる。

人間の情報の認識を生理学的に説明すると次のようになる。ある特定の刺激を皮膚などからの感覚（sensation）により、その感覚した刺激が何であるか弁別して知覚（perception）する。さらに、知覚した刺激情報を意識化し解釈する認知（cognition）した後に認知した情報を自己の体験などに即して意味付ける認識（recognition）に至る。この情報の流れから痛みを観る・診ると、感覚から認識に至る際に意味付けされていることがわかる。つまり、痛みの起因となる刺激によって感覚された経路を介して、不快として認識されるのである。

　ウォールの共同研究者であり痛み研究についての著名なリチャード・メルザックは、個々人の痛みは感覚的、情動的、評価的な３つの次元を有するとの仮説を呈示した[23]。定義に評価的次元はないが、痛みを認識する際にその意味を評価しているプロセスがあると考える上で、その存在を理解できる。

　痛みの認識から考えると上記した皮膚を針先で軽く刺激するのは痛みではないと解説されているが、これには個人差があると考えられる。皮膚触覚に神経過敏症があり、少しの刺激でも触られたくないとの症候があれば、針先で刺激されるのは不快であり嫌であろう。これは痛みの定義の範疇になるが、刺激される際の状況と個々人の認識によって、不快感は変容する。つまり、この不快感に関してはかなりの個人差があり、同時にそのことが痛みのメカニズムを複雑にしていると言える。

　定義の文言を考える上で比較的理解し難い表現は、「or described in terms of such damage」「あるいはそのような損傷の観点から記述された」の解釈である。定義の注釈2の下段を参照すると病態生理学的な理由の有無を確認できない場合でも痛みを訴えるケースがある。また組織損傷による痛みと主観的な訴えとを区別する方法がなく、痛みは刺激によって生じるものであるとの先入観を避けるように説明している。そして特に注釈の以下の表現理解が重要である。

　　もし彼らが体験を痛みとして捉え、また組織損傷による痛みと同じような仕方で報告するなら、それは痛みとして受け入れられるべきである。

If they regard their experience as pain and if they report it in the same ways as pain caused by tissue damage, it should be accepted as pain.

　痛みは感覚であり体験であるため、その体験を痛みとして表明しているとすれば、それは痛みとして捉えてもよいと言える。例えば、今この瞬間に痛みがなくなり、昨晩の腹痛を問診の際に訴える患者がいた場合、医師は昨晩の痛みが収まっているのなら痛みの治療をしないと判断するのではなく、そのような痛みがまた起きうるかもしれないとの潜在性を考慮しつつ、患者が訴える痛みの体験を理解して治療方針を決めることが望ましい。ただし、あくまでも「(現存する、あるいは潜在的な組織損傷に対して)そのような損傷の観点から」に限定するのであり、数年前の骨折について痛みが表明されている際の痛みに対してではない。

　定義に記述された文言を拾い上げ、痛みについて解説した。定義における痛みは、病態生理的な捉え方ではなく、さらに、感覚的側面のみの捉え方を避けるように強調されている。つまり、痛みの有無は個人における主観的なものであり、客観性を無理に引き出しすぎることを避けるように呈示されている。他者がこれは痛みで、これは痛みではないといった弁別を行うべきではなく、個人の不快な体験に基づいてその存在を捉える。ただし、定義を読み解くに連れて痛みの理解が複雑化してくる。結局、痛みとは何であるのかを追究するために、定義から導き出されたキーワードである情動と不快感について考察を深めてみたい。

2　快と不快の情動　痛みを媒介としたコミュニケーション

2-1　生物にとって不快感である痛み

　元来、痛みは生態に備わっている機能であることに間違いはない。主に危険を知らせる機能であるが、これは生物が進化する過程で培われてきた重要な機能である。いわゆる下等動物などを含め、生存を脅かす刺激などから身を護ろうとする。ダンゴムシが丸まって防御する反射、私達が熱いやかんに触れて手

を引く反射などは、基本的に同様なメカニズムが働いている。だが、その際に痛みを伴うか否かの事実は定かではない。

　人間の場合、危険な状況からの回避行動は、動きを伴っているので、他者の観察を通じて判定可能である。ある典型的な動きが何を意味するものかを察知することは、ジェスチャーや表情の観察を通じてある程度把握できるのではないだろうか。時代や文化的背景の影響を受けている人間のジェスチャーは、コミュニケーションの際に読みとることを要求される動きでもある。例えば、身近な場所を指す時には、言語を使用するよりも即座に場所を示すことが可能である。痛む部位を示す時にもジェスチャーによる表現でも可能なことがある。しかし、ジェスチャーで痛みの程度と種類を特定することは困難である。

　私達は他者に対して言語あるいはジェスチャーを使って痛みの存在を伝達する際に、その現象を他者と同時に共有できないため、その手段を選択する。意思伝達の主な手段は、言語表現であるが、これはそれぞれの感覚伝達時においても同様である。だが、感覚伝達時には言語以外の手段を選択することが多い。それは画家が観たものを絵として表現し、作曲家がイメージした曲・音・メロディーなどを楽譜上に描き、音楽として楽器や音声で表現することと同様である。また、3つ星レストランの料理人は、食材を厳選して特定の風味を保つように丹念に味見をしながら、食文化を造り出していると思える。それらと比較して痛みの表現には、再現性の高い直接的な手段が見当たらないため、言語的には比喩的に表現されることがほとんどである。

　ここで触れた視覚、聴覚、嗅覚、味覚の4つは特殊感覚と呼ばれる。痛みに関連する触覚は、表在感覚、関節覚などの深部感覚を含め体性感覚と呼ばれる。この体性感覚は、特殊感覚と異なり再現に乏しい。また、特殊感覚と異なり体性感覚は、身体の広範囲にわたり受容器が分散されているため、感覚統合機能は明確に判明していない。

　痛みは、医学的見解によれば体性感覚に含まれ、痛覚受容器が刺激されることによって生じるとされている。この感覚は痛覚と呼ばれ、その感覚刺激が引き金となって、身体は防御姿勢をとる。この痛覚によって生じるのが痛みであり、その内容を他者に伝える手段として言語やジェスチャーなどを利用するの

である。

　痛みの特徴を他の感覚と比較して述べると、痛みを感じると同時に、不快感を伴うことにある。この不快感は好まれず、可能であれば、避けたいと願う感覚である。ところで、端的に不快感を感覚と同格のように述べたが、この表現は必ずしも正しいとは言えない。つまり、不快感を覚えるための刺激と受容器の関係は未だ検証が不足であり明確に呈示されていないからである。後述するが、不快感を感覚と同格として捉えるよりも情動として解釈する方に妥当性がある。

　痛みを構成する重要な因子としての不快感を除外することはできない。痛みについて語る立場からは、痛みの生理学的な機能自体よりも、場合によっては不快感の方がその主体を構成することがあると思える。つまり、痛みとは不快感そのものであると解釈されるからである。そのもっとも良い例が、痛みの比喩的な使われ方（生理学的な痛みに準拠した場合）にある。精神（こころ）の痛み、社会的な痛み、スピリチュアな痛みとWHOが身体の痛みに加えて解説している痛みの種類からもそのことがうかがえる。この中では、生理学用語としての痛みの刺激と受容器の関係がまったく成立し得ない内容（例えば、社会的な痛みなど）で話が進められている。だが、この解説が誤りであると述べているのではなく、むしろ痛みの刺激と受容器との関係に準拠する基本姿勢に課題が潜む可能性があるとの立場を重視する必要性があるだろう。

　刺激と受容器の関係については、1960年以降の生理学の発展の過程で認められたメカニズムであり、それ以前は、むしろ先ほど比喩的であると述べた表現が一般的であったのである。前述の体性感覚の中に含まれていた痛みは、科学的知見からしても正しい存在であると思えるのだが、歴史的に私達が使用してきた痛みの用語や概念から考察すると、科学的知見には馴染が薄く、必ずしも「慣れた」使用法として身近に感じられないのかもしれない。不快である痛みは身体を脅かす危険を回避するための行動を始動させるスイッチの役割をしている。それにしても、私達が感じる痛みは、危険を回避する時だけに現れるわけではない。単純に図式化された痛みのメカニズムでは、実際の生活の中で感じている痛みは十分に解説されないままの状態である。解説できない理由と

して注目すべき重大なポイントは、痛みと不快感の関係性についてである。なぜ痛みは不快であるのか、痛みは真に不快の根源なのか、痛みと不快感は個別に存在するのか否か、本章ではこの課題に着目して考察する。

2-2　痛み、真に不快の根源なのか ──マゾヒズムについて──

　痛みは不快であると断言してしまえば、痛みは常に不快であるとの前提条件が証明される必要がある。これに正面から対立するのがマゾヒズムの概念である。一般的にマゾヒズムとは、痛みなどの苦痛を感じることで快楽を得る。その1つの例としてロベール・ミュッシャンブレ著『オルガスムの歴史』に記述されている鞭打ちの場面における快楽に関する文章を引用する。

> 　鞭打ちの痛みは、心理学者E・ヴォルフェンのいうことを信じるなら、ある種の性的快楽に至ることがある。最初の痛みのあとに、「熱の感覚を生じる。それは臀部全体に広がって、柔らかくて温かい毛布で覆われているような、心地よい感覚である。そしてそれは簡単に、性感帯にまで及び得るのだ」。鞭打たれる少年らは自分が覚える感覚に驚き、わざとくり返し罰を受けられるように励むこともある。[24]

　このマゾヒズムの例から考察すれば、痛みは必ずしも不快であるとは言い切れなく、むしろ痛みは不快どころか逆に快楽になっているのだ。その観点からすれば、痛みを受けることに快感を覚えるとなれば、痛みの意味は不明瞭になってしまう。しかし、鞭打ちの例からもう少し考察してみると、鞭打たれる者は痛みの後に感じる熱感覚を欲していることに注目すべきであろう。つまり、痛みは不快ではないと否定しているのではなく、それとは別の異なった熱感覚が出現すると考察しても不思議ではない、との解釈が正当とも言えよう。
　もう少しマゾヒズムについて『オルガスムの歴史』から引用してみたい。「ロンドンには鞭打ちの愛好者がおおぜいいた。1838年には、それ専門の豪華な売春宿が20もあり、愛好者はどこで甘美な苦痛を味わうか選ぶことができた」「フランスもイギリスに負けていたわけではなかった。19世紀の大きな娼家は、非常に幅広く、性的な拷問のための道具を取りそろえていた」[25] とある。苦痛

を受けて快楽を得る実態は確かに存在しているようであるが、この種の刺激をすべての人間が潜在的に求めているとは思えない。

　マゾヒズムは精神疾患ではないかとの観点から以下の診断基準を『DSM-V 精神疾患の診断・統計マニュアル』から得ることができる。

> A．少なくとも6か月にわたり、辱められる、打たれる、縛られる、またはそれ以外の苦痛を受ける行為から得られる反復性の強烈な性的興奮、空想、性的衝動、または行動に現れる。
> B．その空想、性的衝動、または行動が、臨床的に意味のある苦痛、または社会的、職業的、または他の重要な領域における機能の障害を引き起こしている。[26]

　上記の項目が当てはまる場合、DSM-Vのコードナンバー302.83（F65.51）性的マゾヒズム（Sexual Masochism）に当てはまり、精神科医はそのように診断する。ここで重要なことは、現実の苦痛によって性的に興奮する要因であると思えることである。精神的病気と診断されるのは機能不全を起こしているためであり、単に趣味的にAが当てはまるだけでは精神的病気ではない。つまり、現実の苦痛に興奮しているだけでは病気とは断言できないのである。そう考えると苦痛を快楽と感じる人間は病的であるとは言え、現実的に存在していることになる。

　次に前述のウォール『疼痛学序説』の中でもマゾヒズムについての記載を確認できる。その中でウォールは、マゾヒズムを批判的な立場で述べ、マゾヒズムは少数派に属し、痛みを語る上で重要視する必要性はないかのように記述している。

> マゾヒズムの行為には明らかにさまざまな変形や極端な例がある。ある人たちは、痛みを感じたときにだけ性的満足感を達成する。ある人たちは決まった必要条件をもっている。銀行家として成功したある白人の男にとって、特定の黒人女性に打たれることが、長年にわたって最大の快楽であった。ある人たちでは、この痛みが自慰の際に自傷をもたらす。「男性の性行動（*The Sexual Behaviour of the Human Male*）」の著者Alfred C.Kinseyは、自慰の際、尿道に異物を挿入し、陰嚢のまわりをロープで縛って、異物を深く入れながらロー

プを強く引っ張っていた例を紹介している。ある人たちは次第に極端を求め、窒息や自傷によって自殺したりする。27)

　ウォールの記述を読めば、痛みを得ることよりも苦痛全般を得ることを目的にしていることでマゾヒズムを扱っているように解釈できる。しかし、次に述べる「身体改造」の例は、苦痛全般と言うよりも痛みを中心的に扱っているように思える。
　「身体改造（Body Modification）」とは、身体に傷をつけるなどの全般的行動である。身体改造を行う人たちの集まりの中でBME（Body Modification Ezine）というインターネットサイトが世界最大のものであると言われている。このサイトの日本版には身体改造について以下のように解説してある。

　　　BURST誌等でも活躍中の身体改造ライター、ケロッピー前田氏は『モドゥコンブック日本語版』の中でこう書かれています。
　　［ボディモディフィケーション］タトゥー、ピアスを含む、身体の加工、変形行為の総称。タトゥーやピアスが一般化した今、「切断、切開、埋め込み」を中心とした、より難易度の高い改造を示す。美容整形、臓器移植を含む「人体改造」や、ボディビルを含む「肉体改造」と区別するために「身体改造」と訳している。28)（斜体は原著者によるもの）

　「切断、切開、埋め込み」を積極的に勧め公表する場となっているBMEの中で、数々の身体改造に関する画像や経験談が記述されている。さらに、BMEは身体改造仲間を捜すための「出会い系サイト」の役割も担っている。
　身体改造全般に共通して言えることなのだが、身体を傷つける故に極端な痛みを伴うような例が多数である。身体改造は古来より特別な儀式として行われてきたものからの参照（真似）が多いように思われる。例えば、『痛みへの挑戦』の中でその一例として、インドのある地方で行われている（1967年までは少なくとも行われていた）フック・ハンギング（ボディ・サスペンションとも呼ばれる）の儀式について述べている29)。フックハンギングは、メルザック、ウォールによると作物の豊作を祈るために、鉄製のフックを背中の皮膚と筋に差し込み山車につるし、村から村へ巡回する儀式である。注目すべきは、この

儀式の際につるされている人は痛みを感じていないようであり、逆に「有頂天の状態」にあるように思われると記してある点である。このようなフック・ハンギングに関しては、BMEの中でも多くの報告がある。

現代においても簡単な身体改造、例えばピアスやタトゥー（刺青）は若者にとっての通過儀礼（イニシエーション）の意味を持つことがある。それは身体にほとんど不可逆の変化を与えるとか、または極端な痛みや苦しみを与え、それに耐えることによって、これまでの己から一歩先に進むという儀式である。

身体改造についてさらに話を進めてみたい。近代日本文学において身体改造を有名にしたのは、2004年の芥川賞作品でもある金原ひとみ著『蛇にピアス』であろう。この作品の中で「スプリットタン[xxxii]」「ピアス」「タトゥー」がたびたび登場し、身体改造、あるいは痛みを受けることで思うこと、考えることが主題となっている。その中で、「何も感じない、何も感じられない私が生きている事実を実感できるのは、痛みを感じているときだけだ」[30] というフレーズがある。これは身体にとって好ましくない痛み刺激であるが、強烈であるがゆえに確かにその刺激が入っていると感じることのできる唯一のツールとして、痛みが扱われているように読める。主人公のルイは、自らを「つくりものの自分」と表現する。その自分が確かに自分になる瞬間が痛みを感じているときなのである。この作品は痛みを自ら確認するためのツールとして扱い、少なくとも不快で避けたいものとは扱っていない。むしろ「つくりものの自分」の方に不快を覚えている。その不快からどのようにして抜け出すことができるのか、それを本来、不快な痛みによって打ち消すように自らを傷つける。

以上のようにいくつかの著書から痛みは、必ずしも不快と感じられない例があることがわかる。先に痛みを医学的知見から危険な状況を知らせる機能であると述べた。上記の例では、それらとどのような相違点があるのだろうか。特定の人々は、好んで痛み刺激を身体に刻みつけ、仮に危険が身に及ぶという認識があってもそれをやめない、あるいはやめられない根底に何があるのだろうか。

[xxxii] 舌を裂いて、舌先を2つにする人体改造のことをスプリットタンと呼ぶ。

エーリッヒ・フロムは『破壊』(1973)の中でサディズムについて述べるために対比的にマゾヒズムについても記述している。そこにマゾヒズムを考察するいくつかのヒントが隠されている。フロムは、マゾヒズムとサディズムを一方的に観ていない。基本的に「サド＝マゾヒスティックな性格」として捉えている。それらは同次元に存在し、そのどちらかが優位を占めているとの考えである。そして、特にサディズムの特徴を以下のように述べている。ここでは関連した２つを引用する。

> フロイトの理論の第２段階において、サディズムはエロス（性愛）と死の本能の混合が自己の外部へと向けられたものであるのに対して、マゾヒズムはエロスと死の本能の混合が自己に向けられているのだと主張された。
> これに対して私は、サディズムのすべての現われに共通したその核心は、動物であれ、子供であれ、男であれ、女であれ、生きているものに対して絶対的な無限の支配を及ぼそうとする情熱であると言いたい。[31]（傍点原著者）

> サディズムとマゾヒズムは常に結びついているが、行動主義的な観点からは正反対である。しかしこれらは実は一つの根本的な状況、すなわち致命的な無力感の２つの面なのである。サディストは他人を自分の延長とする。マゾヒストは自分を他人の延長とする。両者ともに自分の中に中心を持っていないので、共棲的関係を求める。サディストは彼の犠牲者から自由であるように見えるが、彼は倒錯的な意味でその犠牲者を必要としているのである。[32]

フロムの考えるサド＝マゾヒスティックな性格には、誰かを（に）「支配する・される」との概念が根底にある。その支配は自己と他者との関係性の中にあるが、自己の中心がないために自己あるいは他者の延長として捉え、どちらかの中に入ってしまう。つまり、自己は一人ではなく、誰かと一緒という共依存の関係に陥っているのである。

このフロムの考えはこれまで述べてきたマゾヒズムの例にほとんど符合すると思える。BMEで表現されている極端な例を含めても、マゾヒズムは誰かに見てもらえるという条件を前提にしているのではないだろうか。つまり、１つのコミュニケーションツールとして身体を改造し、それがより極端であればあ

るほどより良い表現であると解釈し、誰もしないような行動を取るのである。コミュニケーションツールとして身体を使い、誰かの中に入り込もうとすることが、マゾヒズムの重要なポイントがあると考察される。

　『蛇にピアス』の例における主人公のルイは、自らの痛みによって自己の存在を確認しようとした。これもフロムの述べる「自己の中に中心がない」故に、遠くなる自己の認識を引き戻すために、より強い刺激を必要としたのだと思われる。本来ならば他者の存在によって自己を確認できるのであるが、「つくりものの自分」に他者のことばは不要であり、不快な刺激による痛みが必要であった。誰かを必要としているのに、世界には誰もいないような感覚、その寂しさに比べれば痛みによる不快さは不快ではなかったのかもしれない。

　作品の中でルイは、異性との性交を繰り返し、身体で他者との関わりを倒錯的に続ける。しかし、実際に自己の存在を確認できたのは痛みを感じている時であった。作品の最後には恋人（物語の上で、唯一自己の存在を確認したことにより想いを共有できた他者）を失った悲しみを断ち切るために、それまで以上の痛みを求め、舌をちぎるように二股（スプリットタン）にした。この犠牲的行為を成し遂げなければ自己の安定を得られなかったのだと解釈される。

　DSM-Vの基準から精神医学の観点に立てば、これまで述べてきたマゾヒズムは病的であると言えるのかもしれない。しかし、痛みを１つのコミュニケーションツールとして捉えると彼らの切実な訴えを理解する努力が必要ではないだろうかとの思いに至る。その根底にあるのは、痛みは本来、不快であることを誰もが知っており、それを前提条件としながらも、不快さを味わっている自己を他者に顕示しなければ自己を表現できない人間の叫びなのだと思える。これほどまでも不快な体験をしている自己を注視して、近づいてきてもらいたいとの欲望は、マゾヒズムを捉える上でのポイントになると考察される。

　痛みは、サド＝マゾヒスティックな性格の人たちにとって、誰かとコミュニケーションを取りたいための象徴なのかもしれない。グロテスクで、目を背けたくなるような行為を遂行してまでも他者の注目を得たいと願っている人間の象徴としての痛みは、必ずしも不快でも快でもなく、彼らにとって痛みは誰かを引きつけるための行為であり、ツールなのである。

おそらく、マゾヒズムの人間が常に痛みを欲しているわけではない。例えば、骨折や進行した悪性腫瘍によって生じるがん性疼痛は望まないだろう。自己にとって他者の注目を得るツールとして使用できる範囲内における痛みを必要とし、コミュニケーションを取るために、寂しさを紛らわすために痛みを欲するのである。

以上のような考察を通じて、サド＝マゾヒスティックな性格の人間は、痛みの不快さを根底としつつも、誰かとのつながりをもつことで快を得ると思える。次節から、私達にとって不快と感じるもの・ことを吟味してみたい。

2−3　不快なる行為 ── 拷問と処刑 ──

前節でマゾヒズムの特殊な例と痛みの特徴である不快さの境界線を確認した。本節では私達にとって不快と感じ得るのは何であるのかを別の角度から特殊例を確認する。

痛みに関する不快さそのものを確認する前に、歴史的に人間が行った拷問あるいは処刑法について考察する。大場正史は、『西洋拷問刑罰史』の中で拷問とは「激痛を加えること」[33]との定義があると述べている。拷問は、人類が人類の罪に対する罰の表現法であり、罪を認めない者に対して罪を認める（自白する）ように仕向けるために使用した強要法である。特に、罪を認めない者に対して行う拷問は、これ以上辛い仕打ちを受けたくなければ罪を認めることを無理矢理に強要するのである。そもそも拷問は、罪の告白を無理矢理に強要することではなかったと想像されるが、ローマ時代のキリスト教徒や中世ヨーロッパの魔女狩りで捕まった女性に対して行われた拷問は、無理矢理行われた。

拷問は、人類が人類のためだけに生みだしたのであり、拷問のために特別に作った道具を使い、より強い激痛を与えるために手を変え、品を変えていた。柳内伸作著『拷問・処刑・虐殺全書』の冒頭部に以下のような文章がある。

> 残酷こそもっとも平等であるべきである。社会を犯した者どもを、駆除するために処刑することは血を流す政治である。これも人類が長い間の貴重な体験の蓄積で、獲得した文化なのである。[34]

この強烈な文章は、人類が人類に対して行ってきた過酷な歴史を物語っており、現代においてはこのような現実に対して目隠しをしていると思える。その観点からも、人類は残酷さに包含されているある種の平等性を認め、罪に対する罰として残酷な行為によって対応してきたのは、歴史的な事実である。

　本書においては拷問に対して「禁ずべき」とした政治的な見解を呈示するのではなく、なぜ人類は、同胞に対して激痛を与える罰を選んだのかを考察したい。その訳は、この課題を考察することによって、痛みの不快な特別の側面を確認できると思うからである。

　痛みと拷問との関係性には、言語学的に特別な結びつきがあることが想起される。その結びつきとは、痛みを意味する英語、"pain"の語源に関わることである。painの語源を探るとラテン語のpoeneに由来し、poeneは、英語のpunishment（罰、処罰、刑罰）の語源でもある[35]。つまり、英語では痛みと罰が同じ言語から派生しており、そこから痛みは何かをした帰結として受けなければならない事象と解釈される。罪を犯した償いとして受ける罰と刺激が加わり発生する痛みの関係性には、原因と帰結との要因が示されている。

　言語的関連性は定かではないが、人類が人類に対して罰を与える方法でもっとも効果的であるとされたのが拷問あるいは処刑である。その方法はさまざまであるが、大きく4種類に大別できる。マルタン・モネスティエは、『図説 死刑全書』の中で、処刑を4種類に大別している[36]。1つ目は体を打撃や刃物などで傷つける、2つ目は火炎物や電気で焼くこと、3つ目は首を絞めるとか、水中に浸けて窒息させること、4つ目は薬物によって中毒症状を起こさせることである。

　拷問と処刑とは、パターン化された方法で行われるが、それらの意味には大きな相違点がある。処刑は命を奪うことを目的とするが、拷問は命を奪ってはならないのである。時代や国によって拷問のルールは異なるが、江戸時代においては拷問によって死に至らしめた場合、拷問担当者は罰せられたと言われている。つまり、拷問の対象者を殺さない範囲でいかなる方法で苦しめるかが重要な課題であったのだ。その点から拷問の残忍さは、処刑に比べると極めて残酷な方法であると言える。

独創的なものを求める民衆の性格は、個人をおとしめ、痛めつけ、辱めるの
　　に主導的な役割をはたした。死刑とは制裁を加えることだが、それだけでなく、
　　なによりも恐ろしい、あれこれ工夫を凝らした苦痛を、いやというほど味わあ
　　せることでもある。人間が持つ生来の残酷さは、「合法的な死刑」が何世紀にも
　　わたって提供してきたものほど大きな実践の場を与えられたことはなかった。[37]

　人類が同胞を殺すため、苦しめるために生みだされてきた方法は、パターン
化されてはいるものの想像力を限界まで働かせて、実践されてきた。人類は、
現代においてもその営みを止めているとは言えない。そして、現在の方向性は、
いかに苦しめないかといった配慮——モンスティエはそれを「人道的処刑法」
と呼んでいる——を含んだものになっている。具体的には静脈から薬物を注射
する方法がもっとも知られている。この目的は殺すことに他ならない手段であ
るが、苦痛を可能な限り避けてあげたいとの配慮であろう。しかし、苦痛とは
実際に身体を痛めつけるだけのことを意味するのだろうか。私達が避けたいと
思うのは、単に身体に対する刺激による不快さだけを問うことなのか、これは
重要な課題であると考える。
　痛みや苦痛を与える拷問や処刑に対してすべての人間が肯定的であったので
はない。特に戦争時の捕虜に対する拷問や処刑に対して、1949年にジュネーヴ
諸条約が締結され、いくつかのルールが定められた。特に捕虜の待遇に関する
「1949年8月12日のジュネーヴ条約（第三条約）第二編　捕虜の一般的保護
第十三条〔捕虜の人道的待遇〕」の中では以下のように定められている。

　　　捕虜は常に人道的に待遇しなければならない。抑留国の不法の作為又は不作
　　為で、抑留している捕虜を死に至らしめ、又はその健康に重大な危険を及ぼす
　　ものは、禁止し、且つ、この条約の重大な違反と認める。特に、捕虜に対して
　　は、身体の切断又はあらゆる種類の医学的若しくは科学的実験で、その者の医
　　療上正当と認められず、且つ、その者の利益のために行われるものでないもの
　　を行ってはならない。[38]

　この条約によって一般的には捕虜に対する身体的苦痛を与える拷問は禁止さ
れたと言えるが、その裏をかくように拷問の方法が変容した。以下に紹介する

方法においては身体に対する影響はなくとも人格を崩壊するほどの威力があったらしい。

> 1970年代の初め、北アイルランドの英国陸軍は、痛みを感じない新しいハイテク尋問法を導入した。逮捕者は手錠をかけられた手を壁に置いて支えながら、身体を45°傾斜させられた。不規則な間隔で連れ出され、尋問された。そのとき以外は、感覚を遮断されて、身体を動かせない姿勢をとらされた。しかもそれが何日間も続いた。釈放されてから長い期間において調べてみると、多くの人が打ちひしがれて気力を失い、無感情かつ臆病になって働くことができなかった。[39]

たとえ打撃などの手段によって苦痛を与えなくとも、人間を苦痛な状況に追い込むことは上記のように可能なのである。北アイルランドの英国陸軍の方法を支持すれば、現代において人類が人類を苦しめるための方法は、大きく変容したと言わざるを得ない。

人間は、何をされるのかわからない、どうすれば良いのかわからないとの予測を奪われてしまうと不安や恐怖を感じ、場合によっては、身体に加えられる苦痛よりも受け止め難いことがある。それは将来への絶望——死への予測——ではなく、現存している感覚を喪失させるような方法である。現在、私達の周りにある情報が遮断され、日頃、環境から得られる情報を尋問される時にのみ提供されて、その後、再度情報を遮断されてしまうと、時間的感覚が奪われ、その結果として現存している自己を見失しなってしまうと思える。

自由、感覚、時間を奪われると現在を奪われる結果となる。2008年6月22日NHKにて放送された「課外授業　ようこそ先輩」の中で、幼少期に視力、18歳のときに聴覚を失った福島智氏が、生きることはコミュニケーションであると語った。たとえコミュニケーションに必要な感覚を奪われてもコミュニケーションをとる方法を探し、それを遂行する中に「生きる」がある。

拷問により自由と感覚を奪われ、さらに、コミュニケーションを奪われることになれば、コミュニケーション自体が尋問となり、単に孤独になるのではなく、この世から隔絶されてしまう。これによって強い不安や恐怖が惹起される

結果として、生きていくことに臆病になり、社会生活が困難となる。あまりにも端的に簡単に述べてしまったが、このように解説できると思える。

拷問とは身体に激痛を加えることで、それは罪に対する罰の関係性の上に成り立ち、歴史的に古代から続けられた１つの営みであったと前述した。さらに、英語の痛みと罰は同じ語源であることも前述した。痛みも罰もどちらも望ましくないと思えるが、不快であることは感覚的に理解されていても、それが同列に並べられるのか否かについては、まだ十分に考察されていない。少なくともわかったことは、身体に激痛を加えることのみが拷問ではないということである。人間を苦しめるのは感覚を与える（激痛を与える）だけではなく、感覚を奪ってしまうことでも可能である。

さらにもう１つ直接痛みを与えるわけでもなく、また、感覚を奪うことでもない拷問について紹介する。この拷問を確認することで、不快に結びつく罪責感などが浮かび上がってくると思える。遠藤周作著『沈黙』[40]の中で、司祭のロドリゴが棄教する契機になった場面がそれである。

ロドリゴは、島原の乱が収束して間もない頃、長崎に潜入し、そして捕えられた。奉行所で厳しく棄教を迫られたが、ロドリゴはそれを拒否し続ける。ある日、牢屋に囚われの身となったロドリゴは、牢屋の外から聞こえてくる大きな「いびき」が気になり、それに立腹する。牢屋に閉じ込められ、過酷な目にあっているにもかかわらず、監視者が（大）「いびき」をかいて寝ていると思ったからである。扉をたたいて、寝ている監視者の目を覚まそうとした。だが、監視者は寝ておらず、「いびき」の要因を聞かされた。「いびき」の要因は、ある日本人キリシタンが捕えられ逆さにつるされ、耳に穴を開けられて、ゆっくりと血をしたたり落としながら苦しんでいるときのうめき声であった。その事実を知らされたロドリゴは、己の軽率な感情に強い罪責感を覚える。そして、ロドリゴは、己の信仰を守るのか、苦しむ人々を救うのか（棄教することで日本人キリシタンは助けられる）という選択を迫られた。結局、ロドリゴは苦しむ人々を救うことを選択したため、「踏み絵」を踏むことになった。

自己に対する拷問には、いかなる場合にも耐えられる人間がいるかもしれない。信仰心が深い人、例えば戦国時代の臨済宗の僧、快川紹喜の辞世のように、

中国の後梁の時代（六世紀）の詩人に杜筍鶴の詩「夏日、悟空上人の院に題す」を引用し「安禅不必須山水 滅却心頭火自涼（安禅必ずしも山水を用いず、心頭滅却すれば火も亦た涼し）」41) といって焼死することもできる。しかし、ロドリゴのような場面、つまり、己が予想していた状況と異なり、間違いであったと気づかされて罪責感に駆られてしまう。このような状況は、身体に対する激痛よりももっと強い感覚に襲われるのだろう。

　『沈黙』の中でロドリゴが踏み絵を踏んだ後、「司祭は足をあげた。足に鈍い重い痛みを感じた。それは形だけのことではなかった。自分は今、自分の生涯の中で最も美しいと思ってきたもの、最も聖らかと信じたもの、最も人間の理想と夢にみたされたものを踏む」42) 時の足の痛みと表現している。実際にロドリゴが感じた痛みとは、いかなる感じであったのかを想像することはできないが、単に「痛み」として表現されている。これは２節で登場したWHOの提唱する４種類のうちの霊的（スピリチュアル）な痛みと類似しているのかもしれない。

　ロドリゴに対する尋問（拷問）は、宗教的な側面で罪責感を刺激して成功したと言える。己の価値観や信仰心に対する屈辱的な否定には、誰もが不快であると思える。前述した激痛や感覚を奪うといった方法とは異なり、価値観や信仰心の否定は情動を刺激して酷く動揺させる。

　以上のように考えてきて、さて結局不快とは何なのであろうか。拷問や処刑を受けることが不快だとするとあまりにも特殊である。拷問や処刑は不快な例を確認するのには想像しやすく、極端な例として適切であった。しかし、不快は私達の身の回りに多く散らばっており、いつでもどこでも不快な思いを体験する。身の回りに散らばった不快の要因を分析しなければ、ありふれた痛みの本質にはたどり着けないだろう。価値や信仰に対する否定は情動の刺激を見る上では拷問よりは身の回りにあると言えるだろう。次節では拷問や処刑など極端ではなく、日常にありふれた暴力について確認したい。

2-4　暴力と死（殺人）

　暴力とは加害者と被害者の2者間の関係性の中で破壊的行為・行動を通して、被害者を傷つけるものである。生物は他の生物を捕食し、自己を保存する方法で生き延びているため、暴力は人間における特別な行為・行動ではないと言える。ただし、他の生物と異なり人間の暴力行為・行動を選択する際に複数の方法や要因がある。

　前節で、処刑の方法は4種類あり、1つ目は体を打撃や刃物などで傷つける、2つ目は火炎物や電気で焼くこと、3つ目は首を絞めるとか、水中に浸けて窒息させること、4つ目は薬物によって中毒症状を起こさせることであると述べた。人類はこれらの行為・行動によって人間同士を傷つけ、そして死に至らしめてきた。暴力の行き着く先は命を奪うことであり、その方法は処刑の4種類と同様である。

　スティーブン・ピンカーは、人が暴力を選択する際の要因として『暴力の人類史』では社会心理学者であるロイ・バウマイスターの4分類法をベースに、さらに1つ項目を追加した内容で紹介している[43]。第1要因は捕食、第2要因は支配・優位性、第3要因は報復・復讐、第4要因はサディズム、第5要因はイデオロギーである。

　第1要因である補食して生命を維持する手段は、自然界において弱肉強食を意味する。人間も古くは相手から食べ物や女性を奪うために殺していた。それを禁止するために法律ができた。紀元前18世紀頃に制定されたハンムラビ法典では「目には目で、歯には歯で」の有名な文言において暴力に関する規定を作った。これは第3要因の報復・復讐にも通じるものであり、過剰な暴力を制限した法律であると言われている。

　第2要因の支配・優位性は群れを作る動物においても同様である。人間では人が集まることによって集団を造る。その集団の形は村や国を造る。そこには主権者がいて、住む領域を決め、人を整理する。古代においては王朝の形成、文明の形成は支配する側、される側の関係を造った。支配するためには主権者（王）の優位性を保つために法を造り、それに従わない者、犯すものに対して暴力で押さえ込む。国はその領域を護るもしくは広げるために、隣の国と交戦

する。それは広い意味で捕食であり、報復・復讐に繋がる。このように第1〜3要因は古代から人間の営みの中で当たり前に行われてきた。また、動物の世界においても同様であり、己が生き残るためのサバイバルでは力を持つものが中心となり暴力は身近な行為・行動であった。

　第1〜3要因は、歴史の中で繰り返されてきたことであり、その理由を理解することは難しくない。しかし、第4要因のサディズムは、一般の概念での理解ができない。他者に暴力を振るい快楽を覚えることは、日常茶飯的な行為・行動であるとは言えず、精神的倒錯の一部として扱われる。例えば、アクション映画を見て、自動車や建物の破壊シーンや悪役退治のシーンを見て気分が晴れる感覚などは破壊衝動の代替であり、サディズムの一種と言えるかもしれないが、現実に己がそのような行為・行動に携わることは人生の中でほとんどないと言える。本章2-2でフロムからの引用であるが、サディズムの構造を「生きているものに対して絶対的な無限の支配を及ぼそうとする情熱」と述べた。この支配する情熱が根底にあるとは言え、万人に共有するものではないところにその特殊性がある。

　第5要因のイデオロギーを他者と共有することで破壊的行為・行動を行い、目標を達成することは非常に人間的であると言える。イデオロギーが基盤の暴力の目的は、「理想主義的なもの」であり「より善きものという概念」[44]であるとされている。ヨーロッパの宗教戦争、フランス革命とナポレオンの戦争、ロシア内戦や中国の国共内戦、ベトナム戦争、ホロコースト、その他のジュノサイドは、その国や地域をより善くしようとする理想主義のもと暴力が行使された。理想を掲げ、集団心理を操作し、悪を造り出し、それを叩く。この一連のメカニズムは人間の歴史上、多く繰り返されてきた。

　暴力には以上のような5種類の要因があり、人類の歴史を省みた時、私達の生活の中でありふれた行為・行動である。しかし、ピンカーは、現代は数世紀前に比べると極端に暴力（主に殺人）が減少していると解説している。20世紀においては大きな戦争が数多く勃発したため、暴力による死者が多かったが、21世紀は大戦の経験がないためこれまでに比較すると減少したと理解できる。また、日本において江戸時代は内戦が少なく、治世の時代であった。しかし、

武士は帯刀を許され、身分制度の上で人を切り捨てることを許されていた。あるいは、罪に対して恥を注ぐ意味で切腹を言い渡され、自害しなければならない時代であった。他の国においても法律の形が異なり、暴力を振るい、他者を殺すことにためらいは少なかった。

　時代や文化の変遷によって詳細な背景は多種多様であるが、総体的には主に２つの背景があると指摘する。その第１として歴史学者のリン・ハントは、次のように指摘している[45]。それは社会の衛生的な変遷であり、尿や便の処理、食事のマナーの向上、性交渉を他者にさらけ出さないことなど、日常生活の「汚いものと行為」を隠した社会形成が進んだことによって、「他者を汚いもの」としなくなったとの指摘である。そして、衛生観念や礼儀作法が進歩したことで、人間は野生の生き物とは違い社会性を持ち、その中で自律的な存在であるとの感覚が洗練されたと指摘している。西洋の食事ではナイフとフォークを使って食事する文化は古くからあった。通常の利き手である右にナイフを持つ理由は、ものを切るためだけではなく、一緒に食事している人間や周りの人間と不穏な関係になった際、攻撃や防御として刺すために利き手に持つようになった。

　暴力を使う理由が変化し、他者は獣のように汚れた存在ではなく、また社会を汚す存在ではないという気付きが、他者への敬意につながったとし、汚れた存在ではなくなった人間は、社会を汚さないように留意することを試みる。動物の死骸が転がっているのと同様に人間の死体が転がっていた社会は汚れたものであり、そのような光景のない社会が望ましいと思われるようになった。人間同士が汚いものとして扱い、それを排除するために、出血させ、あるいは人間を死体にしてしまう暴力は、好ましいことではないと社会が願望するようになった。

　ピンカーは社会における暴力事件の減少理由をこの観点とは別の第２の観点を付け加えて提示する。人類の識字能力の向上によって、他者と観点を共有できるようになったことが大きな鍵になったのである。ヨハネス・グーテンベルクは、16世紀に活版印刷を発明して、その発展によって書物が庶民にも普及して、重要な娯楽となった。特に小説は人間としての思考性に多大な影響を及ぼ

した。人間は小説などを通じて、他者が思考し、感じていることなどを文字から理解し共有した。ピンカーは、これによって己だけの考えに支配されない時代が到来したと述べている。感情をむき出しに、己の考えだけが正しいとするのではなく、人間の痛みや苦しみを、文字を通して共感する。それによって、怒りの感情はある場面によっては適切ではないと考え、あるいは怒りの要因を思考するようになったため、暴力への意思も減少したと指摘している。社会が衛生的に保たれ、人類の識字率向上は暴力の歴史の大きな改革であった。

　現代では、暴力事件は全世界的に激減している。そして、社会の中から暴力事件が減少していく中で、暴力に対する嫌悪感が人間の中に芽生えていった。その結果、テレビでは暴力シーンが放映されないように規制されている。また映画では暴力シーンを描いた作品では年齢制限を設け、暴力を極端に遠ざけようとするようになった。暴力の醍醐味を知ることで、短絡的にそれを助長すると考えられているからであろう。

　その反面、日本では殺人事件が起きれば、多くの時間を割いてテレビ報道される。被害者と加害者の双方の関係者を訪ね、事件の感想を聞く。そして、有識者などのコメンテーターが、事件についてその痛ましさについて解説する。形の上で暴力を遠ざけたとしても人間は、潜在的に暴力事件の全容に興味を持ち、より詳しい情報を欲しているのは、視聴者の好奇心にある。暴力が己に降りかかることは望ましくないが、誰かが誰かを傷つける理由や痛ましい現場の描写に好奇心を抱き、マスコミはそれを煽ろうとする。現代ではこのような暴力を遠ざけつつも、一方ではそれを欲する両義性が常に存在している。

　暴力は破壊行為であるため、誰かに損傷やダメージを与え、同時に痛みの存在が発生するため、暴力と痛みは同一の文脈で述べることができる。その暴力と痛みを考える上で、桜井画門作『亜人』[46]という漫画で、暴力と痛みが示唆的に扱われており、それを紹介する。

　『亜人』とは、不死身の人類が突然変異として稀に現れ、社会がその人達を受け入れずに虐げた結果、人類が復讐され、それを妨げようとして格闘する戦闘漫画である。国家が亜人（不死身の人）を拘束し何度も一般の人間であれば死ぬほどの暴力（身体を切り刻む、押しつぶす）を加える。これは亜人とは何

者であるのかを調べるための実験である。亜人はいかなる仕打ちをされても本来の姿に復元して死ぬことはない。しかし、唯一痛みだけは普通の感覚であるため、苦しみ続けることになる。

　この実験を過去に経験して、その施設から脱走した仲間が同じ実験を受けていることを知り、援助に駆け付けたベテランの亜人が、その状況を観察して「痛みには慣れてないなぁ」とつぶやく。ベテランにもなると痛みは特に気にならない感覚になり、さらには死ぬ（亜人にとっては身体を復活させるためのリセットの行為）ためにためらいもなく自殺行為を実行する。組織が損傷しても一旦死ねば、リセットされて元通りの身体になる。その利点を活かし、実験という拷問を繰り返した国家に復讐する。亜人は不死身であるため、銃で打たれ、ナイフで切られてもすぐに復活する。死の連想が止まれば痛みは不快ではなくなる。このことを作者が意図していたのか否かは不明であるが、痛みを考える上で重要な参考になる。つまり、亜人にとっては死ななければ、痛みは役に立たない存在の可能性があるのだ。

　前節で述べた拷問の例からも人類は痛みを与えることで、特定の人間を苦しめ続けてきた。そのために工夫された暴力の種類は数多く、人種や地域によって様々な方法が使用されている。仮に亜人のようにどのような激痛を与えても死なないと解っていれば、痛みを不快には思わないだろう。切ってもまた生えてくる髪や爪のように手足のことを想像するかもしれない。このことから、痛みは死への不安や喪失への恐怖を呼び起こし、それが不快の根底にあると考えられる。

2-5　性的快楽

　私達は、人生の過程で何かにつけて不快であると思えることにたびたび遭遇する。それは、いつものパターンである時と予想外の出来事として偶発的に体験する時とがある。不快は「なんとなく嫌だ」あるいは「よくわからないけどイライラする」とのことばで表現されることが一般的である。本書では不快の範囲、つまり、不快については言及してこなかった。よって、本節では快・不快の境界線とその意味を探索したい。まず、不快の意味を考察するときに、

IV 痛みを読み解く　97

「不」ではない「快」を検証することは有用と思える。快については、古来よりいろいろな場面で考察されてきた。その概要を確認するために『岩波哲学・思想辞典』で「快」を調べてみると以下のように解説されている。

> 　　　快〔英〕pleasure〔独〕Lust〔仏〕plaisir　快とは、一般には生物（とくに人間）にとって、「好ましい刺激」、欲求の充足から感じる「心地よさ」、諸活動に伴う「意識の楽しい状態」あるいは「愉快・有頂天、歓喜・うれしさのような特殊な種類の気分」のことで苦痛・不快などの反対語である。（中略）精神分析では、快を求め、不快をさけようとする傾向を「快楽原則」と呼んでいる。
> 　　快が哲学において問題となるのは主として倫理思想においてである。エピクロスは、快楽こそが人生の目的であり、快楽を身体において苦痛のないこと、魂において動揺がないことを説いた。ベンサムは、人間が快楽と苦痛によって支配されるという事実にもとづき、快楽と苦痛の価値を量的なものに還元して、快楽計算を確立しようとした。J.S.ミルは、快楽の評価において量のほかに質も考慮されるべきとし、「質的快楽主義」を主張した。このように快楽に関する古代と近代の学説は、快楽の追求と苦痛の回避が人生の目的であるとし、快楽の反対語として「苦痛」を考えている。だが、「意識の楽しい状態」に対比されるのは「不快」であり、身体上の感覚から生じる快に対比されるのが「苦痛」なのである（省略）。[47]

　長い引用になったが、快についての概観を確認するには上記の引用が必要であった。また、追記として同書において個別に「苦痛」と「不快」の解説はなされていないことを付記しておく。

　上記の引用から確認すると、快とは人間にとって身体・精神的に何らかの良いことである。「好ましい」「心地よい」「楽しい」「うれしい」といった肯定的なことばによって構成、表現されている。この肯定的な意味というのが良い何かであり、私達が望ましいと思うことである。また、総合的に上記の引用からの意味を捉えて考察すると不快でない、苦痛でないことも快を構成する上で重要な因子となる。

　この良いことが何であるかは、最近の脳科学的にいえば物質（主としてドーパミン）によって引き起こされる刺激である。それは報酬系と呼ばれるシステ

ムで解説されている。短・長期的に何かしらの欲求が満たされる、あるいは満たされるかもしれないとの認知によって快が引き起こされるというメカニズムである。このメカニズムから考えると快によって人間は行動を促進され、何かに向けて進ませる1つの理由になり得ている。逆に、苦痛や不快は行動を制御し、前に進ませないための機能的側面を有していると言えるだろう。

快に関して辞書上の意味と現代の脳科学における解説に少しだけ触れた。実際には本節で不快について確認していくのだが、もう少し詳しく快について考察してみたい。その出発点として本節では、これまで述べてきた部分に関係する快として性的快楽から考察を始めたい。これは前述の「精神分析では、快を求め、不快を避けようとする傾向を「快楽原則」と呼んでいる」の示唆についてさらに考察することである。

性的快楽についていくつかの書籍を読んでみると、ジークムント・フロイトを引用して考察されているものが目立つ。フロイトの示唆は精神分析的な性に対する概念の再構成であり、宗教的に抑圧されてきた性の概念の解放でもあった。それが時代的に大きなセンセーショナルとなり、性に対する意味を変革した。特に、キリスト教において抑圧された性への欲動と対比して表現されることが多い。つまり、性への欲動は歴史的に抑圧されており、その欲動に注目したのがフロイトであるとの解説である。これについて、ミュッシャンブレは、『オルガスムの歴史』の中で「フロイトは、肉体と魂を対立させる西洋の伝統的な二元論と決別し、それが占めていた位置に、「抑圧されたもの」を据えた」[48]と述べている。

このフロイトの「抑圧されたもの」についてミュッシャンブレは以下のように解説している。

> あらゆる人間は性的な欲動と攻撃的な欲動によって突き動かされている。そうした欲動は行動の無意識的な動機となっているのだが、それは超自我(スーパーエゴ)によって昇華されることがある。超自我とは、両親から引き継いだ共通の価値観や教育上のモデルが内面化されたものである。昇華の過程はしかし、社会が求める犠牲と、それぞれが実行する自制に応じて強烈な苦痛を引き起こす。そして我々の原始の祖先が感じていた快楽が、安全と引き替えに失われる

のである。[49]

　この引用の中でもっとも注目したいのは、昇華についての解説である。フロイトの娘アンナ・フロイトのまとめた防衛規制から考察すると昇華は抑圧や合理化と異なり、自ら押しつぶした欲求ではなく、昇華は自身の中に葛藤や欲求を残さないような防衛規制である。この引用の中では昇華することは「実行する自制に応じて強烈な苦痛を引き起こし」「祖先が感じていた快楽が、安全と引き替えに失われる」と述べている。これは個人の閾を超えたところで起こる代償であり、それによって快は結果的に個人に反映されて「抑圧されたもの」と成り得るのである。

　ところで、抑圧される前の性はいかなるものだったのだろうか。それについて考察するためには、人類に近い猿の生態に遡るのが適切である。類人猿として予想される行動は、人類に勝る理性はなく、より本能的なものだった。彼らの行動について『体位の文化史』から引用する。

　　なかでもとりわけボノボは、ジャングルのいたるところで、また動物園のプールで、上になり、下になりやっていて、食べ物を見ても勃起する。ボノボというのは小型のチンパンジーのことで、黒い顔に赤い唇を持ち、舌をからませてキスをしたり、陰部を触りあったり、若い者どうしでおたがいにちょっとずつフェラチオをしてみたりする。ボノボは檻に入れられた状態で、平均して90分に一度性交するが、これに対して大型のチンパンジーの性行為は7時間に一度である。[50]

　おそらく、人類の祖先であるボノボは、現代に生きる人間とは異なった性生活を送っている。その性生活は自由奔放で抑圧されていない。人類は人類として生きてきた間に性に対する寛容さを失ってしまったのかもしれない。その一例を引用する。

　　カトリック教会などというものがあって、ヘブライ人とは反対の立場をとり、一定の条件でしか夫婦の交合を許さないのも人類だけである。これによれば、いずれにしても木曜日はキリストが捕らえられた日だからいけない。金曜日はキリストが死んだ日だからダメ、土曜日は聖母マリアの日だし、日曜日は主の

日、月曜日は死者の日だからどれもダメ。残りは火曜日と水曜日だが、さらに四旬節の期間に当たっていないこと、復活祭、ペンテコステ（聖霊降臨日）、クリスマスに重なっていないことが必要で、信者が過去に〈宣教師〉の体位[xxxiii]以外でやるという罪を犯していない場合にかぎられる。[51]

　宗派によっても違う[xxxiv]が、厳格なものによっては以上のような規制が性生活に対してかけられている。これは本能的な行動であった性交渉、つまり性的快楽を得るための手段を意図的に奪ってしまったのである。そのような規制の中で人類は繁栄を極めてきた。それはおそらく規制を乗り超える姿勢で想像力豊かに性交渉を楽しんだからである。前述のボノボにおける性交渉が「楽しい」という感情を得ていたのかは不明であるが、彼らは文字通り本能的に行為していた。それは、想像力をかき立てられることなく、単に本能的な事務的な作業だったのかもしれない。それに比べて人間は、生殖行動としてのみの性交渉から快楽を得るための手段として、性交渉を営んできた。その性交渉に際して、あえて性急に必要としないために性器を服の中に隠した。女性は乳房や臀部をシルエットだけの存在に仕立て上げた。女性の見えないところに男性の好奇心はあおられ、それを目の前で顕わにさせるための方法論を必要不可欠だと思い追い求めてきたのである。このような行動によって人類は性交渉への本能的欲動を抑圧されながらも、楽しみを見いだすことで快を得てきたのである。
　再度、『オルガスムの歴史』を引用しよう。そこに快楽に対する重要なことが示唆されている。

　　快楽の概念は、幸福という課題を達成する欲求や欲望が満たされること、という定義を越えている。快楽を十分に探求しようとするならば、人生に対する、あるいは喜びや苦しみに対する個人的、また集合的な道徳の問題を考慮に入れることが不可欠である。宗教に関わる事柄、それからそれを主体がどのように経験したのかということについて、深い関心を寄せることも忘れてはならない。[52]

---

xxxiii）「神聖不可侵の体位」とも呼ばれる。いわゆる正常位のことを指す。
xxxiv）日本人の場合は古来より比較的性に対しては寛容であり、「日本人は飲んだり食べたりするのと同じように自然に愛を交わす」と『体位の文化史』で述べられている。

ミュッシャンブレは、人類はおそらく機能的に備わっていた本能的行動によって引き起こされる快楽の主体を個人から一旦、社会に預けた。その時代を経験し、あるときに個人は快楽を再獲得した。その契機になったのが飽食革命であると指摘する。飽食革命とは1900年代に入り食糧の自給が安定して、先進国において飢えが大きな課題ではなくなったことを指している。その飽食革命に関する文章を引用する。

> 　史上初めて満腹した西洋文明においては、死や世界との象徴的な関係が、集合的にも個人の内面でも、根本的に変化したことで見てとれる。達成すべき理想は、しだいに個人の存在自体へと向けられるようになる。幸福の渇望が、食べ物を欠くことへの恐怖より大きな問題となり、「自己実現」が中心的な課題となるのだ。かくして、死に対する感覚と密接に結びついた飢えと、「日々のパン」を各人に授けるという神の約束とのあいだにあった、伝統的な絆が断ち切られたのである。[53]

　人類は1900年代に入り、先進国の多くの平均寿命が80歳前後となり、死に直面する期間を延長した。そのため、人類は死を意識することよりも現存する過程の悩みに対峙しながら生きている。飢えが遠ざかると、食への欲求は、量から質に価値観がシフトしてきた。「衣食足りて礼節を知る」の時代ではなく、足りていない何かの充足を求めるようになった。その代表が性的快楽である。ミュッシャンブレの指摘によると求められる性的快楽の主体は、以前は男性であったが、1960年代には女性へと振り子が向くようになった。

　1960年代は社会の変遷や科学的展開が顕著な年代であり、また文化的改革も活発になって、同時に女性の性的快楽が解放された。端的に言えば、女性にも性交渉におけるオルガスムを感じることが許されたのである。それ以前の女性は性に関して男性からの抑圧を受けていて、それは家庭でも、社会においてもそうであった。ミュッシャンブレは、ヴィクトリア時代の「二重基準」について男性と女性の性に関する差を指摘している。それを簡単に述べれば、法律的に男性は婚外性交を認められており、女性が同様の行為に及んだ場合は法律で裁かれるということである。さらに、夫婦間に対して「子づくりを追求し、

快感は求めない」との基準がアメリカ合衆国において求められていたことも述べている[54]。つまり、1960年代以降は、女性の貞淑だけを求める文化が破綻してしまったのである。

オランダの性科学者のイェルト・ドレントによると1968年に発行された婦人科医ウィリアム・マスターズと心理学者ヴァージニア・ジョンソンの『人間の性反応』は、その時代におけるセンセーションであり、この書物の中で女性のエクスタシーやオルガスムについて統計的調査が公表された。この中で、男性と女性の性的快楽の相違点や頻度などが報告され、その後も他の研究者によって生理学・解剖学的に女性器についての研究が進められ、オルガスムに関する解明が行われていった[55]。

そのことで、主に薬物による産児調整（birth control pills）による避妊方法の確立[xxxv]による性的快楽の追求に決定的な変革が起きて、女性は妊娠を怖がることなく、オルガスムを体感する準備が整ったのである。ミュッシャンブレは、この変革を「根本的に変化したのは、子孫をもうけ、愛するのに、もはや必ずしも結婚という制度を必要としなくなったように見える点である」[56]と述べる。

性的快楽の意味も時代の変遷によって変革している。『オルガスムの歴史』の訳者後書きの中で訳者山本は「著者が本書で扱っている性的快楽とは，他人にうまく伝達できないような個人的な体験という側面よりも、むしろ権力によって社会の中で、文化として組み立てられるもの」[57]と述べている。ここまで快楽が時代と文化的変遷の背景に翻弄されつつある姿を知る過程において、本能的な快感が現代の私達の快感と同様であるとは言えない。つまり、性的快楽を快の中心に置く思想については、根本的に再考して、新たな快の姿を探究することが求められると考える。

2-6　思考における快 —— フロイトあるいはリクールの思考の彼岸 ——

性的快楽ではない快をいかに考察するかの鍵になるのは、2節で部分的に触れた痛みの要素である不快な感覚ではなく、快は情動として捉えられるのでは

[xxxv]　主として、ピルに関する記述が『オルガスムの歴史』で展開されている。

ないかと述べた箇所である。つまり、感覚と情動との相違を判断する際の鍵は、快が感覚であれば生理学的メカニズムで解説できる可能がある。その反面、特定の法則に支配されている快自体には多様性がなくなってしまう点である。これまでの説明で快は一貫性を有しておらず、時代や文化的背景によって変革すると述べた。その考察を十分に吟味すると快が感覚であるとは断言できない。そこで、本節では快の情動的側面を検証し、より包括的に快について考察する。

端的に情動と簡単に使用してきたが、実はその明確な定義がないとは言え、安易に使用することを控えることが賢明であろう。では、通常、情動とは、いかに使用されているのかについて確認しておく必要がある。最初に、脳神経科学、精神分析学、心理学などの領域の研究情報に準じて情動の意味を探ってみたい。なかでも、特に精神分析と心理学領域における快と不快とに関連する情動の定義を探ることにする。

精神分析学を基準に考察すると快と不快は、乳幼児期における生存のための条件が基本的概念であると言われている。オットー・カーンバーグによると快とは、適度な暖かさ、飲むこと、満腹、快適、大事な人がこの場にいて護られていることなどの、「すべて良い世界」である。一方、不快とは、寒さ、空腹、おむつが濡れていること、不快な痛み、邪魔になる物、騒音、まぶしさ、孤独などの「すべて悪い世界」であると記述されている[58]。

カーンバーグの理論では、乳幼児は、上記の２種類の感覚もしくは認知を基準にした世界を構成し、成長に従い２種類の感性もしくは感覚をより高度化されて、同時に複雑化していると思える。よって、乳幼児の快と不快との基準は極めて原始的であり、生育することで社会性を帯び、社会や環境に適応する過程において感性もしくは感覚は複雑化していると解釈されよう。ルック・チオンピは、そのことを「（ここで明らかなように、）快や不快といった感情は、認知内容を組織化し統合する役割を演じているのである」（括弧内は著者による追記）[59]と述べている。精神分析の観点から考察すると、これまで探求してきた快と不快とは、本来、私達に備わっている根本的な基準であると言えよう。

確かに、精神分析学で解説されている快・不快の原則は、簡潔で魅力的な理論であると言えるのだが、この理論を単純に鵜呑みにして良いのだろうか。そ

もそも、精神分析学の領域では、フロイトが快・不快の原則の先駆者である。フロイトの快と不快とに関する考察を顧みると、カーンバーグの基準には、厳格性を欠くような印象を受ける。
　フロイトは、快感原則と現実原則とを、心的機能を支配する２つの原則として考察していた。前出の『岩波哲学・思想辞典』の中でも快感原則について述べられていたが、そこでは、不快も快感原則の中に入ると述べられている。だが、ポール・リクールの『フロイトを読む』の中の訳者久米による解説によれば「快」と対立するのは「現実」である[60]。より正確に言えば、「フロイトの学説には常に、快感原則の彼岸にあるものが存在していたのであり、それは現実原則と呼ばれてきた」[61] のである。
　リクールは「快感原則は教訓的なフィクションなのである」とし、「現実原則は、二次過程に支配されている心的装置の正常な働きを意味する」[62] と述べている。フロイトは、快感原則を幻覚的存在として捉え、各種の精神の病の元凶であるとの見方をしている。つまり、「快感原則が支配し続けるのは、主として空想の領域」[63] なのであり、空想し続ける者を現実へと引き戻す必要性を述べるために、快の彼岸を現実であると述べたのである。この見解のもと、リクールは、不快について以下のように述べている。「結局、不快とは、『草稿』の別の表現によれば、「唯一の教育手段」である。この不快が、現実原則そのものに、快楽主義的な意味をあたえ、それを快感原則の延長上に位置づけるのである」[64]。いわば、不快であることは幻覚的な快から、現実に引き戻すための手段的な役割があると述べているのである。リクールによれば、フロイトにとって現実とは初期から後期に渡って変わらずに、「神なき世界の要約」[65] なのである。
　リクールは、フロイトの論文「心的作用の二原則に関する定式」から「自我は、快感自我から現実自我への変容を続ける間に、性的衝動は原初的な自体愛から生殖のための対象愛にいたるまでのさまざまな中間段階を経験される、いろいろな変化を経るのである」（傍点原著者）という文章を引用し、「こうして現実は、他者との関係に存する」[66] と述べ、自我から他者への関係性の中に快を変化させる姿を解説している。よって、他者への関係性の広がりを快感原則

に則っているのであるが、快感原則は現実原則によって充足されるのである。

　このことについてフロイトは、「こうして現実へ向かう道には、失われた対象が、累々と並んでいるのである」、また「近未来は背後に、「失われた幸福」の中に存する」と述べ、快感原則から現実原則への移行を示している。そして、最終的に「現実原則は、失われ、禁じられ、そして慰めてくれる対象の〈喪〉という長い迂路を経て、真の有用性に近づくことを象徴している」[67]と述べている。この観点からしても、私達は過去の快を失いつつ、他者との関係性を構築し、またそこに快を求めていると考察できる。

　それゆえ、不快とは快を失うことであり、現実に向かうためには必要不可欠な経験であると考察される。また、現実とは有用性を求めることによって獲得できる中心動機があり、有用性とは夢想された快適から現実の快適さを獲得することである[68]。つまり、フロイトによれば、私達は幻の快感を追い続けるのではなく、他者との関係性の中（他者の身体に対する関係、他の欲望に対する関係、主体の運命に対する関係）に現実の快適さを求めながら成長していくのである。このメカニズムについて「この点に関する精神分析の基本的寄与は、このように高度に複雑に組織化を獲得するのが、社会的条件付けの偶然性によってではなく、構造上の必然性によって困難で不安定であることを立証したところにある」[69]とリクールは評価する。

　フロイトの述べる不快は感覚的ではなく、情動的な側面が強いと言える。つまり、フロイトにとって不快とはカーンバーグの述べるような「悪い世界」と言うよりも、「良い世界」が奪われてしまったという喪失感に起因するのである。また、フロイトは「良い世界」自体を幻覚として捉えており、その幻覚から抜け出し、現実に至る過程を重要視している。

　リクールは、フロイトは快楽よりも苦痛について鋭敏な感性を有していたと指摘する。「彼は快楽については緊張の解消として語り続けるのに対し、単なる快楽の反対としての不快と、さまざまな形の苦しみを鋭く区別した。すなわち、恐怖、驚愕、不安の三つ組と、外界から、衝動から、良心からの危険が引き起こす三重の恐怖である」[70]と述べている。この点から、フロイトにとって不快とは、緊張状態を変容させる機能であり、主として緊張させるものである。

そして、恐怖、驚愕、不安は不快ではなく、苦痛であるとしている。

確かに、現代的な広義の解釈では、快の対義語として想起されるのは苦痛である。だが、単純に快に対義するのは不快ではなく、リクールは、「苦悩の帝国は単なる不快の帝国よりもずっと広大である。それは生きる辛さが続くかぎり広がっている」[71]と述べている。よって、人間は、苦痛の中に生きながらも快を探求している。しかし、その快は幻覚的であるため、不快によって現実に引き戻され、苦痛があるからこそ快を望み、不快が存在するゆえに現存するのである。

フロイトは、快について多岐にわたり記述しているが、快楽主義的立場ではなく、むしろ禁欲的な思想を主張してきたと思える。快を謳歌する姿よりも、快と不快との関係性において不快と対面することで現実と対峙する。その次元において、人間は他者を介して快を獲得しようとするのだが、「人間は文化的な存在として満足できないでいる」のであり、「文化的生活に内在する〈居心地の悪さ〉」[72]を宿命的に感じ続けている。さらに、満足できない存在でありながらも、快を求めることが、実存する上での貴重なエネルギー源となるのである。リクールは、「もし人間が満足できるとしたら、人間は快楽よりも重要なもので、不満足の代償であるもの、すなわち象徴化を失ってしまうだろう」[73]と述べている。つまり、人間は快という幻覚を追究し続けて、満足を得ようとするのだが、それは常に叶えられないままの状況である。その根底に潜む人間の無意識的な本性は、根本的に不自然でかつ意図的に造られた文化的生活を強いられていることに不満足を抱き、なかなか悟りのような境地には至らないのである。その点からしても、フロイトの快に関する理論は幻覚的様相を呈していると言えよう。

リクールは、『フロイトを読む』の第3章に「問い」とのテーマを掲げ、その結論として、フロイトは、快が何を意味するのかを提示していないと指摘する。「われわれはいつでも、快感は〈生の番人〉とみなしてきた。しかしそれだけでは、快感は緊張の減少しかあらわせないのではないだろうか」[74]と批判している。リクール自身この課題について、代案を呈示して応えることはできず課題として残っている。

Ⅳ　痛みを読み解く　107

2-7　筋が通った思考による快

　ルック・チオンピ著の『基盤としての情動』の中に、フロイトが描いた快の理論に鑑みて創出された快について記述されている。その結論を先に述べると、快とは、「筋の通った思考が快感をもたらす」[75]との文面である。チオンピの理論が、ここに至る経過のいくつかを紹介しておきたい。

　まず、チオンピにとって感情と情動との相違点を以下に述べたい。

　　感情Affekteという概念は、文献の中で、感触（感情）Gefühle、情動Emotinen、気分Stimmungen、機嫌Launen、情緒Gemütsbewegungenといった、やはり統一的には定義されていない他の表現と、あるときは同義に、あるときは異なる意味で、使われている。日常的に使われる「感じ（感触／感情）Gefühl」という語は、主観的身体体験や直観と近い位置にある。これに対して、「情動（Emotion）（「動き」という意味のラテン語motioから派生）という語──奇しくもDescartesによって当時の学問に導入されたという──ではむしろ、動力（エネルギー）とか動機（モティヴェイション）という側面が強調されている。[76]

　チオンピは、上記のごとく述べ、次の文章を付記している。「これらの全現象が、中枢神経レベルでも、末梢身体・自律神経レベルや感覚運動・表出心理学レベル水準でも、そして（少なくとも人間では）たいていの場合は主観的レベルでも、同時に出現するということである」。このことについて「その本質はかなり単一的で全体的な心理生物学的基本現象が存在していることが示唆される」[77]と述べている。チオンピの理論によると感情や情動は、1つのシステムであり、ある一定の決まった反応の集合体である。その証拠として「基本感情」を呈示し、それは「Darwinもすでに認識していたように、疑いなく先天的なものであり、文化に関わらず原則的に同一である」と述べている。「基本感情」とは「関心、怒り、不安、悲しみ、喜び」[78]であり、「同じ基本感情は、どの文化でもほとんど同じように表現され、また文化圏を超えて互いに理解しあえることがわかっている」[79]と述べている。

この基本感情を基盤として、私達はそれらを変容させ、混合することで感情を拡張しているとの理論である。ただし、それぞれの基本感情は、質的に変動するため、感情は膨大なヴァリエーションを秘めていることから現在においても情動を的確に定義できないと述べている。チオンピによる感情と情動の定義を以下に示す。

　　情動とは、神経／内分泌系によって媒介される、主観的因子と客観的因子との複合的な相互作用組織であり、それは（a）興奮や快／不快の感情という感情的経験をもたらすことができ、（b）情動と関連する知覚効果、価値付け、分類とプロセスといった認知的過程を呼び起こすことができ、（c）興奮誘発的な条件に対する広い生理学的適応を作動せしめることができ、（d）しばしば表情的、目的志向的、適応的な行動へといたらしめることができるものである。[80]

　　感情とは、内的または外的な刺激によって引き起こされる、さまざまな質や持続時間や意識されやすさを持った、全体的な心身の状態のことである。[81]

　基本感情は5つの要素で構成されているが、その組み合わせが複雑に絡み合い、実際に情動と感情との定義は、明確ではない。基本感情は、文化の影響を受けないと言われているが、私達の感情は複雑な組み合わせによって構成されているため、所詮、文化の影響を受けていることを否定することはできないだろう。

　チオンピの理論を確認しても、情動を的確に定義する段階には、なかなか至っていない。しかし、感情と情動との相違についてもう少し述べる余地はあると思えるので、快についてさらに考察してみたい。

　チオンピによる感情と情動との相違について、感情は、「主観的身体体験や直観と近い位置にある」ものであり、情動は、「動力（エネルギー）とか動機（モティヴェイション）という側面が強調されている」ものである。また、感情は、「さまざまな質、持続時間、意識など」、意識に関連する機能を有しており、情動は、「情動と関連する知覚効果、価値付け、分類とプロセスといった認知的過程を呼び起こすこと」などのスイッチのような機能を有する。この2

つの大きな相違点は、第 1 に感情は完了を示し、情動は動きを示している点、第 2 に感情は意識的であり、情動はそれを呼び起こすためのものである点である。情動は感情より先にあり、情動の完成が感情であるとも読みとれるのである。つまり、双方の相違点は、出現のタイミングである。

　感情と情動は、私達の心身に何かを知覚した場合のフィルターとして作用し、知覚から立ち現れる経験に多種多様なヴァリエーションを与える。非意志的な情動と意志的な感情との区別には大きな差異はないと思える。前述した基本感情「関心、怒り、不安、悲しみ、喜び」も先に情動ありきで感情となり得るのだと考えられる。非意志的な「関心、怒り、不安、悲しみ、喜び」が意志的な「関心、怒り、不安、悲しみ、喜び」と変化していくのである。文字的には同じであっても現在・過去、意志的・非意志的、規制的・脱規制的といった影響によって複雑なヴァリエーションとなるのである。

　これらの考察から、チオンピの「筋の通った思考が快感をもたらす」との思考に接近してみたい。

　チオンピは、新しい学問上の発見や発明について長いこと苦しんだ後にある時、その発想は、突如として訪れるとの例を挙げている。その例について「こうした思考や推論は、もとをただせば、不快な緊張の後の快感を伴う緊張解消と対応するものである」と述べ、以下のように解説している。

　　　ここでオペレーター[xxxvi]として作用している（思考の）快感は、筋の通った認知的解決が得られたときにただちにそれと結びつくというだけではなく、それ自体の魅力的な効果を通じてすでに前もってそうした解決へとつながる道をひらき、解決達成を準備しているとも考えられる。この快感がどこからやってくるのかと言えば、疑いなくそれは、こうした思考（および行為）の持つ特別な性格、つまりものごとがうまく合致することによってもたらされる簡易性や効率性（つまりは省エネルギー的特性）からである。[82]

　この考えからは、快感が思考の「簡易性や効率性」によってもたらされるこ

[xxxvi] チオンピはオペレーターを感情が思考に及ぼしている「組織化と統合」の作用を司るものの意味として使用している。

とを表している。さらに、チオンピは、精神と身体とが結びつき、思考と行為との「簡易性や効率性」にまで考察を拡大して、これとは逆に失敗は不快を招くとしている。そして、「上位の「感覚・思考」システムにおいてさまざまな矛盾が増大するのに伴って積み重なっていく対立緊張が、いかなるかたちにせよ、解消されることは、快の体験にほかならない」[83)]と述べている。

　ここでの重要となるキーワードは、「緊張」と「興奮」であると考える。緊張とは精神・身体の双方に起こるのであり、過緊張は不都合となる。さらに、その状態は、思考を混乱させ、同時に注意力を散漫にさせる。精神活動は、思考自体に落ち着いた状態で集中している時に安定するが、過緊張状態下での精神は、場合によっては思考を停止させる。経済論的に言えば、無駄な思考が増えて効率性を失い、無駄なエネルギーと時間を浪費することになる。同様に身体の過緊張もエネルギーの無駄であり、通常の動きを損なう。通常、そのような状態で、過緊張は身体と精神の双方に現れる。例えば、慣れていない場所での仕事、公衆の面前での演説、初めて異性とデートするなどの特殊な状況を想像するとわかりやすい。これらは「慣れ」に関係し、「未来への予測」が難しい状態であるため、「簡易性や効率性」は損なわれると言えよう。チオンピは、緊張に関して「あらゆる快のプロトタイプとも言うべき性的快楽は、緊張の「高まり（積み重ね）」とも完全に結びついているのであって、単にオルガスムにおける緊張の解消とだけ結びついているわけではないようにも見える」[84)]と述べている。この点からしても、精神・身体の緊張に関する結びつきについて理解が深まるだろう。

　次に論じるのは「興奮」についてである。興奮も精神・身体の双方に起こる現象である。生理学的に述べると神経の興奮が私達の行為や動作、あるいは思考を司っており、人間は電気刺激で動くような動物として解説することもできよう。この点とは別に、興奮はフロイトが使用したことばでもある。以下にフロイトの論文「心的作用の二原則に関する定式」の中で使用されている「興奮」に関する文面を解説する。

　　次にこの欲求が現れるや否や、さきに成立していた刺激と満足の記憶との結

びつきのために、心的興奮が生じる。この興奮が、かの知覚の記憶像を再備給し、知覚そのものを再び喚起するようになる。つまり最初の満足の状況を再現しようとするのである。この興奮がわれわれが願望（Wunsch）と呼ぶところのものである。知覚の再現が願望充足（Wunscherfüllung）であり、知覚こそが、欲求の興奮による知覚の完全な備給のための最短の道である。この道が実際にそのようにたどられて、その結果、願望が幻覚形成に終わるような、心的装置の原初的状態をわれわれが仮定するのを妨げるものはなにもない。この最初の心的活動は、知覚の同一性、すなわち欲求の満足と結びついている知覚の反復をめざしている。[85]（傍点原著者）

このような興奮が活動しているのか否かで、私達の快も変動する。強い興奮に先行するのは願望であり、それを叶えようとする動機の源が興奮なのである。フロイトは、この興奮は知覚の同一性を求める働きであり、かつて得た快を反復したいとの動機付けになっていると述べている。この場合、願望充足が最も重要な課題となり、それが叶えられた時に快は満たされる。これは前記した「オルガスムにおける緊張の解消」につながる。それとは逆に願望充足が叶えられない場合には、苦痛となって欲求不満の状態に陥り、それを抑圧するか、合理化するなどの他の対応が必要となる。思考活動においても、知的興奮（関心）を得られる対象を求めて、その経過を探索することと同様であろう。

フロイトによれば、知覚の再現を目指すことが願望充足の重要な因子なのであるが、知的な再現の経過も快を満たすための必要条件である。この経過をチオンピは思考の筋道を「筋」と呼び、私達はそれを踏まえて思考しながら行動すると考えている。興奮状態が長く続けば緊張状態も持続して、その期間が延長することに比例するため、その状態から解放される時に快となる。これは解放されることへの期待が募り、それを得ようとするための動機付けが高まることである。容易に得られる快は、常時それを得られるという予測が立つために興奮の度合いは小さいが、それとは逆に高いハードルほど興奮は増すのである。

つまり、興奮は波打ち、緊張は過緊張と弛緩を繰り返し、予測されうる未来に向けて突き進み、ゴールに行き着くことによって快となる。知的好奇心から複雑な問題を説くことやスポーツにおいて目的達成（数値的な目標を達成する、

勝負に勝つ）も自らが思い描いたゴールに行き着くことであり、快を得る。その意味ではフロイトの述べる「知覚の同一性、すなわち欲求の満足と結びついている知覚の反復をめざしている」と同じ意味であると言える。筆者は、この見解を探究してきた「快」に関する1つの到着点としたい。

2-8 不快と苦痛について

　前節で行き着いた快とは「緊張と興奮の波打つ中で予測した近未来（ゴール）に到達することであり、その予測は過去に得た知覚の反復を基盤にしており、そこに至れば緊張と興奮は治まる」のである。そして、この快は精神・身体の双方についても適用される。

　また、この快は双方の関係性の中に混在していて、予測した近未来の中に他者を支配することの欲求を包含している。しかし、自己を超越した存在には不確定要素が多分に含まれているため、攻略する過程は複雑であるが、その過程で最大興奮が得られるのである。この支配することの快は、マゾヒズムやサディズムに通じる。あるいは幼少期に親の視線を期待し、何らかの行動を褒められる過程も快を解説する上で重要である。

　フロイトに準じると、双方の関係性の中にある快は、かつて手中にできた幸福を再獲得するための思考・行動であり、到達点を体験的に予測し成功・失敗を繰り返しながら獲得していくのである。いわば、快を到達点とする考察は、他者との関係を構築するための必要条件であり、1つのコミュニケーションツールであると考えられる。

　私達は、失われた快を過去の体験から認知しており、他者との関係においてあらかじめ快なるものを相互に認識しているとの前提において思考して行動する。実際的には相互に求める形態には相違点があるのだが、それでも興奮と緊張を繰り返しながら幸福感や快を獲得しようとする。いわば、私達は日々の通常のコミュニケーションを介して快を求めるための駆け引きを行っている。

　フロイトは、不快と苦痛とを異なる意味で使用していた。本章が最終的結論に至る先は、前記してきたに痛みによる不快について多角的に考察してその本質と真髄を探究することである。その実態は、フロイトの考察に基づく苦痛で

ある。前記のごとく、苦痛とは、「恐怖、驚愕、不安の三つ組と、外界から、衝動から、良心からの危険が引き起こす三重の恐怖」として表されている。苦痛は常に人生の中で遭遇する現象であり、本性的にも苦痛は感じたくないのである。かといって快という幻覚に執着して生きていても苦痛を回避できるわけではない。現実的には快とは不快や苦痛に対比的位置にあり、私達は現実世界の中に現存しているため、その事実を直視する必要がある。私達の人生は、むしろ苦痛に包囲されていることから、いかに苦痛と対峙していくのかは、人生における最も重大な命題であると考える。

　フロイトの苦痛に対する考察の中に「恐怖、驚愕、不安」の3種が心的な反応として挙げられていることはすでに述べた。この中で基本感情である「関心、怒り、不安、悲しみ、喜び」が合致するのは、「不安」である。ここで重要視したいのは、不安に内包されている時間性である。不安と恐怖とに共通することは、近未来の予測に関係する情動または感情である。近未来の予測が不確定な場合、不安を感じ、不吉な近未来を想像すれば恐怖を感じる。しかし、時間に拘束される苦痛は、近未来という現存しない次元の世界であることを想えば、場合によっては永遠に解消されることはあり得ないことになる。

　フロイトによる快の幻覚に執着する私達を、現在に引き戻す事象は不快の働きであり、「唯一の教育手段」[xxxvii] なのである。リクールは、不快について

> この不快が、現実原則自体に、快楽主義的な意味合いを加味することで、快感原則の延長上に位置づけている。事実上、幻覚的満足は生物学的な行き詰まりなのであって、必然的に挫折に直面するであろう。それゆえ、現実原則に従うことは、快感原則の必要条件なのである。[86]

と解説する。不快は快の幻覚状態か、そこに向かう途中の状態であり、元に引き戻すのか、引き留まるのかの境界線上の快からの脱出現象である。

　不快の理解については、前述したコミュニケーションにおける快に通じる側面がある。コミュニケーションは快を前提にしているため、コミュニケーショ

[xxxvii] フロイトは教育手段としているが意味としては自己学習と考えることも可能である。

ンが成立しないとか、破談した場面、あるいは相手のペースに飲み込まれて己の意図を伝えられなかった時には快を得られない現実に直面する。快を得られなかったことは失敗であり、それは不快となる快を簡単には得られないとの現実を味わえば、今後、コミュニケーションを避けよう、あるいは特定の人とは関わらないようにしようと思うのである。その意味で不快は自己を教育し、学習する手段と言えるのである。

さらにコミュニケーションにおいて自らのことばで相手を傷つける場合がある。この傷つけたという感覚はあくまでも相手の反応や表現から読み取るのであり、傷つけたという確証はない。しかし、自らの体験と相手の反応や表現から相手を傷つけてしまったとわかった時に罪責感が突如として現れる。この罪責感は相手を傷つけたのではないかとの不安と傷つけられた相手の反応を恐れる。また、こちらは傷つけるつもりがなかったのにといった驚愕が複合して立ち現れてくる。そして、この罪責感は仮に相手が特に傷ついていない、あなたのことを許すと言われた時でもすぐに解消しない。通常、罪責感はたいへん強烈に私達の記憶に残り、苦痛として刻まれる。木村敏によると「罪責体験の根底への遡追はそのまま鬱病心性の本質への問いに通じている」[87]のであり、罪責感を抱くことは深刻な意味を有しているのである。特に「取り返しのつかぬ」の感覚がその罪責感の中心にあり、前に進めない、後ろに戻れない状況になるのである。木村によると罪責感を強く抱く性格的特性があるのだが、罪責体験は誰にとっても人生において重篤な苦痛である。

フョードル・ドストエフスキーの『罪と罰』(1866年) を読むと「罰は罪を認識した際に受ける」[88]とある。罰とは罪を背負うことの認識、いわゆる罪責感であり、この罪責感は恐怖・驚愕・不安を複合した苦痛なのである。

不快と苦痛が少し混同しているのでさらに整理したい。不快は快ではない状態を指し、快の状態から現実へ引き戻す作用を指す。また、不快は筋が通らない思考・行為・行動の途中経過であり、筋を方向づけるために必要な機能であると言える。不快がなければ、私達の思考過程は、いかなる手段を経てもよいことになるため、コミュニケーションは成立されず、その結果として秩序ある社会が構築されないことになるだろう。ゆえに、不快の存在は肯定的側面が強

固でなくてはならない重要な機能であると言えよう。

　次に苦痛である。苦痛は快・不快とは連動しているが、それぞれ別の存在である。苦痛は、組織の損傷や罪責感も私達の心身に刻み込まれ、フロイトが述べたように世界は苦痛で満ち溢れている。

　苦痛に充ち満ちた世界が現実だとすれば、その現実からいつでも逃れたいと思うものである。現実から逃れられる時空は快感の世界であり、私達はそこを目指している。しかし、快は幻覚的な世界であるため、この循環構造の枠の中で、私達は不快によって引き戻されようとしながら生きている。それに対応して生きていくために私達が求めているものは、コミュニケーションである。これは、私達が社会生活を営む上で必ず必要となる重要な要素であり、その中に私達は「私」を発見することができる。コミュニケーションは、快と不快を繰り返しつつ、ときに苦痛になるのだが、「私」が「私」を知る手段でもあり、苦痛を伴うかもしれない現実に対峙する方法なのだと考える。

2-9　必ずしも感覚に依存しない痛み

　　痛みは、それについて哲学や生体医学的科学が教えてくれようとも、ほとんどつねに意味と出会う一種の契機だと言ってもいい。痛みはただ解釈を誘うだけでなく、侮辱あるいは無礼な行為がそうであるように、釈明を要求しているように思われる。[89]（傍点原著者）

　上記の文章は、デイヴィド・B・モリスによる『痛みの文化史』の中からの引用である。痛みの意味を問うことは、痛みを有している人間の特徴的な認識であるだろう。なぜ己がこのような目に遭わなければならないのか、この痛みはいったいなぜ起きているのか、この痛みで己の身体はどうにかなってしまうのか、などと問う。病院に行って診察を受けて診断名がついたとしても、その痛みが持続すれば、なかなか即答できるわけではない。モリスの見解では、痛い目に遭っている時には、その事実を明確に表現することが大切であると述べている。だが、痛みが長く続けば続くほど、その理由は不明確になり、心身が疲労困憊して釈明する意思自体を諦めてしまうことがある。

苦痛である痛みは私達にとって何のために存在しているのか。その答えに近づくために、本節の根本的な問いである痛みは不快であるとの命題が常に成り立つのか、痛みと苦痛の関係性について考察する。

　これまで不快と苦痛について述べてきた。それらが痛みとどのように関連しているのかを思索する。そもそも痛みは不快であるという命題が本章の最大の問いである。その問いに関して結論的に答えると痛みは、やはり不快であると言わざるを得ない。2－7で不快とは現実に引きとどめる、あるいは引き戻す機能的な存在であり、快は思考の筋が通るとし、それとは逆に不快は思考に筋が通らないと述べた。この痛みの概念は、遠からず核心に触れているものと確証する。

　痛みの機能は身体を危険から遠ざけ、身体を同じような危険に近づけないような行為・行動を自己学習して、二の足を踏まないようにすることである。身体を守るためには、危険な目に遭遇した時だけに回避するという方法だけでは充分とは言えない。危険な場面や場所と予測されることなどを事前に把握して近づかないと判断する方が得策である。特に、身体に痛みを感じた時点で、すでに助からないというような場面ではそれが明確である。例えば、崖から落ちて、着地した際に痛みを感じた時点では遅過ぎるのである。危険を察知して、それを回避するという私達の行為・行動は痛みの体験によって学習されると言っても過言ではないだろう。このような行為・行動を自ら規制する際に必要なのが不快な感覚記憶であると考えられる。

　それにしても、快ではない不快は、筋が通らない思考において情動的に現れる。危険な目に遭うことの現実的な行為・行動は、己が思い描いている近未来の生活設計の方向を転換せざるを得ないようになるであろう。さらに、危険そのものに驚愕し、痛みによって不安や恐怖が賦活され、痛みは苦痛にまで至ることになる。その意味において、痛みを実際に受ける以前は不快によって行為・行動を制御し、実際に痛みを感じた時には苦痛によって身体と精神が支配されると言える。

　痛みは痛みとして感じる前の段階で成立すると考える。それをマルティン・ハイデガーによる「了解と解釈」(『存在と時間』第32節)[90]の中から、痛み

の先把持・先視・先把握と考える。痛みにおいては、このような先行構造が常に存在しており、私達は痛みを回避、あるいは歯科クリニックで虫歯の治療の際に局部麻酔の注射を受ける瞬間の痛みに対しては覚悟を決める。そのような際には体験から先行的に痛みを受容するように努めるのである。通常、痛みは誰もが体験する感覚であり、それは不快と苦痛とを伴うのである。

この構造を痛みが持つことによって侵害受容性刺激は一定であっても、体験される痛みは主観的にも客観的にも受け止め方が変わり、状況に応じて痛みの解釈は異なるのである。それは循環しながら、状況に応じ、環境などの影響も受ける。その構造について拙稿「〈として〉の痛み」[91]の中では、以下のように解説している。

> 〈として〉の「客観化的対象規定に先立っていつもすでに地平として機能」である。そして、生理・病理学からの解釈においての痛みの規定、つまり、客観化的対象規定に対して、先立った地平で解釈するという解釈学的な痛みとしての痛みは、より正確な意味での痛みを認識することが困難であるという特徴を持つ。ただ、解釈学的な痛みとしての痛みは、私たちにとって、かつてどこかで受けた痛みによって規定されている。(中略) 解釈学的な痛みとしての痛みは解釈学的循環の中に投げ出されており、生理・病理学からの解釈における痛みの規定という感覚のスタート地点にまでさかのぼれないのである。

これは痛みを痛み〈として〉解釈する考察の中で述べた。痛みは、それを感覚することから始まるのではなく、痛みの先把持（予測）が痛みの発生となり、解釈されることを指している。

痛みは不快であるという前提において、私達はことばの中に「痛み」を含む苦痛として表現する。トータルペインの概念では、痛みを身体の痛み、精神の痛み、社会的痛み、スピリチュアルな痛みを包括的に考える。ことばの中にある「痛み」とは、医学的に痛覚を刺激されていない場合の「痛い」という表現である。医学的な立場から痛覚受容器を刺激していないにもかかわらず「痛み」として表現するのは理解し難いと思える。しかし、過去の痛みの体験から痛みが呈する不快さは、私達が共有している認識であり、痛みは避けたいものとし

て理解されている。痛覚刺激がなくても痛みの先把持が行われる時点で痛みは成立する現象であると考える。危険を回避し、実際に痛覚刺激を受けずに生理学的な痛みが起きなくても、痛みが成立する。本章ではその原理を主張する。それゆえに、古来より痛みは「精神（こころ）の痛み」といった使い方で悲しみや辛さを表してきた。痛みのように身体に影響を及ぼしかねない感情のゆらぎは、誰かに伝えようとする上で、最も適切な表現であった。

3　Ⅳの結語

　痛みは国際疼痛学会の定義で不快な感覚的かつ情動的経験であるとされている。この定義を読み解くために痛みを起こしうる事象をいくつか挙げ考察し、最終的に不快と情動とは何かについて述べた。

　痛みは不快である。むしろ、人類にとっては不快と思うことが痛みであると言えるのかもしれない。痛みは不快であるが、不快と感じるのは過去の体験に影響を受けるという循環構造に準じている。つまり、幼少期に受けた痛覚刺激を痛みとして体験し、同時に不快感を学習するというプロセスを生涯繰り返しているのである。その結果、危険などを認識すると痛みの先把持が起きた際に、不快になり得るかもしれない（思考と行為・行動に筋が通らないかもしれない）と想像し、危険を回避しようとする。当然のことだが、危険を回避できれば苦痛ではないが、できなければ苦痛になる。痛みのプロセスの繰り返しにより情動が行動に影響を与える。

　人間にとって、痛みは身体の損傷を知らせるだけではなく、身体を損傷しないように危険から遠ざける役割を持っている。この役割は必ずしも人間だけではなく、哺乳類など脳が発達し情動を有している生物にもある。人間以外の生き物も痛みを有することで苦悩するのであろうか。

　本章までで、単純に機能的な役割ではない痛みとは何かについて十分に考察できていない。ここまで痛みを分類し、定義の中のキーワードも確認した。その上で、次章では本書の主題である痛みの存在意義について考察する。

V 痛みの存在意義

痛みはなぜ存在するのか。この問いに対する回答を得るために、ここまでに医学的な痛み、筆者自身と臨床場面における患者の痛み、そして、痛みの定義に含まれているキーワードに基づいて痛みを構成する要素について述べてきた。痛みの存在意義とその正体である痛みの不快感やそれに伴う苦悩への問いに転換しながら、人間は、それらをいかなる体験として受け止めているのかについて探究してきた。

本章ではそれらを踏まえて、痛みとは何であるかについて探究する。

1 生物における痛みの存在意義

痛みは生物の進化の過程で身体を守るための重要な機能として存在していることに間違いはない。生物はその個体を守り、長い年月をかけて少しずつ形態を変えながら、次の世代に命を引き継ぎ、受け継ぐ役割がある。種を保存する理由は、変動する地球環境に適応することで強い種となる。多くの単細胞生物は、細胞分裂によって種を増やしている。しかし、この方法では数多くの種を増やせるが、強い種を残すことはできない。また、多細胞の生物になれば分裂だけで種を残すことは難しくなる。

微小な生物であるミジンコは、通常の環境では自身のクローンを造り（単為生殖）種を増やすが、環境が劣悪になるとオスの種を造り、交配して大量の卵（有性生殖）を産むことで、子孫となる種のいずれかが、その環境を切り抜け

る可能性を増やすのである。これは可能な限り多数の種を残すための戦略である。子を造り、種を残す方法は、植物では種子、動物では卵を造り、細胞分裂のようにまったく同じ種を造るのではなく、オスとメスとの情報を共有して新しい種を残している。ただし、新しく生まれる種は不完全な状態であるため、成長に長い時間を要する。子である期間が長ければ長いほど自然界で生き残る可能性が低くなる。

　生き残るためにはいち早く危険を察知することや危険に近づかないことが必要であるが、身体が傷ついた場合には、治癒に要する時間を取ることなどが必要となる。生き残る時間が長ければ、その種は強い種となり、かつ数多くの子孫を残す可能性が高い。つまり、身体を保護・保存し続けることは、生物の類としての重要な本能もしくは本性である。

　身体に生じる痛みの感覚は、身体を保護・保存するためであり、痛みを体験することで身体を危険に近づけないように学習する。危険な動物に近づかない、危険な場所を避ける、危険な食べ物を摂食しないように身体的感知能力を高めるのである。環境への適応過程において、痛み体験を介した学習には、捕食して栄養を取り、身体を保護・保存することと同等の重要な意義がある。生物界における生命とは、死と対立関係にあり、死に対するリスクマネージメント（一例として、キリンの首の長さ、シマウマの縞模様など）は、身体的な恒常性を維持しながら、進化と退化とを並行的に適応させてきたためである。

　さて、はたしてヒト[xxxviii]の痛みと他の動物の痛みは同様なのであろうか。脊髄を有する動物であれば、侵害受容刺激に対して四肢を逃避させる防衛反応が起こる。さらに、ヒトの身体にストレスが加わると血中に放出するコルチゾール[xxxix]の量が増大する。この反応は魚でも起こり、同じような生理的過

[xxxviii] 生物学的に人間を表現する際は「ヒト」を使用する。
[xxxix] コルチゾール（cortisol）は、副腎皮質ホルモンである糖質コルチコイドの一種であり、ヒドロコルチゾン（hydrocortisone）とも呼ばれる。このホルモンは、過剰なストレスにより多量に分泌された場合、脳の海馬を萎縮させることが、近年PTSD患者の脳のMRIなどを例として観察されている。海馬は記憶形成に深く関わり、これらの患者の生化学的後遺症のひとつとされている。

程であることはわかっている[92]。しかし、その刺激を受けた情報は脳に届くが、それを不快な情動として覚えているのか否かは不明であるとされている。ジェームズ・ローズの主張（2002年）によるとその理由は、ヒト以外の脳の構造には大脳新皮質が欠如しており、感情や情動を処理する能力がないとするのがその根拠となっている[93]。

　日本では昔から魚を生で食べる習慣があり、刺し身など活きのよさを重要な価値としている。魚は痛みを訴える生物ではないため、魚の活造りは日本人に喜ばれる食べ物である。また、現代ではマグロの解体はショーとしても位置づけられており、それを見物するために多くの人々が集まる。そして、解体されたばかりのマグロを喜んで食し平らげる。もし、これが牛の解体ショーであったとしたら、人々は同じように受け入れることはないであろう。双方の相違点は、魚は痛みや殺されることへの訴えを音として出さないからだろうか。痛みを訴えなければ、その事実を連想することはなく、暴力性が失われる可能性があるため、ヒト以外の死は私達の死とは異なる事象として扱われる。

　しかし、2003年にヴィクトリア・ブレイスウェイトらは、ニジマスが感じる痛みについて研究し、次のような結論を報告している。

① マスは痛みを検知する侵害受容体をもっている。
② それは細胞組織へのダメージを検知する。
③ それが刺激されると、その情報が三叉神経に伝達される。
④ それによって魚の行動が変化する。[94]

これらの結論が得られた後に、ニジマスにモルヒネを投与し、魚の行動変容を観察したところ、鎮痛作用によって危険に対する回避行動が痛みを与える前と同じであったと報告している。これを魚が痛みを知覚し体験している直接的な証拠としており、痛みは魚にとって、ネガティブな体験であると結論付けている。

　ヒトの大脳辺縁系は、情動的な行動に影響を及ぼすとされている。特に神経伝達物質であるドーパミンとの結び付きが強く、情動と報酬系に大きく影響している。そして、ドーパミンの減少は、痛みの感覚に結びつくとされている。

ローズの主張は、このメカニズムに乏しいため、魚にとって痛みは苦痛ではないとしている。しかし、セビリア大学のチームの研究[95]から魚の前脳に大脳辺縁系に類似する領域の存在が証明され、ヒトの大脳辺縁系に比べ、構造と機能は極めて単純だとしても、前脳においてドーパミン系の接続の存在は、情動の基盤が魚にあることを示している。

マリアン・ドーキンスは、情動の意識を必要としない行動的・生理的側面である客観的形態と、あるできごとを快いものあるいは不快なものとして、意識的に認知し体験する側面である主観的形態と区別している。身体へのストレスをフラストレーションなどの情動的な状態と意識せずに生じる客観的形態は、これまでの研究の結果から魚にも存在していることになる。しかし、フラストレーションの観点から解釈すると、この点について、意識的に気づく情動の働きである主観的形態の存在について明確な結論は得られていない[96]。

ジェレミー・ベンサムは、『道徳および立法の諸原理序説』(1789年) 17章[97]の中で動物の苦痛について「問題となるのは、理性を働かせることができるのかとか、話すことができるのかではなく、苦しむことができるのかということである」と述べている。これは、動物に対する権利を支持する考え方であり、脳機能について理解が深まる以前に、動物が苦しむこと自体を課題とすべきであると主張している。この主張は、現時点において、動物の客観的情動形態に関することを考察し、苦痛を与えることについて倫理的に考慮する必要性を示唆していると思える。

ブレイスウェイトらの研究によって、魚も痛みを感じることがわかった。それは侵害受容性の刺激に対して、身体を守る逃避性脊髄反射だけではなく、痛みによって行動変容する体験学習の要素を含んでいる。この研究から進化過程が魚類よりも上位とされる両生類、爬虫類、鳥類、さらに哺乳類にも痛みの体験が行動変容を促し、生命を護るための役割が動物における痛みの存在意義であると言えるであろう。

ただし、例外としてハダカデバネズミは、生育環境の厳しさから熱の痛みを感じる受容体を欠いた形態で進化を遂げている。感覚ニューロンにあるTrkAレセプターのアミノ酸が痛み感覚を防ぎ、それによって水分や食べ物が著しく

乏しい地下で密集した状態で生きることができる[98]。痛みを感じないメリットを進化の過程で体得した例もあり、動物にとって、痛み刺激は、必ずしも苦痛になっていると結論づけることはできない。

　動物の痛みを確認することで、ヒトの痛みを検証するための貴重な要素を呈示できた。それは、己の主観的な情動を解釈して、他者とのコミュニケーションを通じて痛みの存在と様相とを確認できるかである。私達が感じる痛みは、他の動物と同様に行動変容につながる重要な感覚であり体験であるが、それ以上の重要な意味を包含している。だが、本書では痛みによる苦しみの背景や理論を未だ十分に解説できているとは言えない。だからこそ、痛みの存在意義の本質を探究する価値があると思うが、その手がかりとして、第Ⅳ章で述べた苦痛の不快感について掘り下げていく必要がある。苦痛とは、「恐怖、驚愕、不安の3組と、外界、衝動、良心からの危険が引き起こす三重の恐怖」と述べた。恐怖やトラウマについては後に考察する。

　次節では、苦痛の解釈の前に、現代における医療と健康のあり方を歴史的にその変遷を確認する。

2　痛みの回避と身体の限界 —— 鎮痛と健康 ——

　20世紀の科学の発達は同時に医療の進化をもたらし、多くの疾患から命を救い先進国の平均寿命は急激に伸びた。化学の発達で治療根拠のある薬剤や工学の発達で高度な検査機器や手術の機器・素材などが開発された。何よりも医学の進化はめざましく、原子や分子レベルで身体を治療するまでに至った。しかし、それらを無条件に良き事例として捉えられるのだろうか。

　医療を通じて身体の内部を可視化できるようになり、遺伝子を解析して、病気の予測ができるようになった。自己が「私」として捉えている身体の情報は感覚的であり、それゆえに主観的である。医療は客観性の有無を重要事項として、疫学的に大量のデータを取得し、その解析結果を標準化する。そして、標準から逸脱した数値に基づいて病気として決められる。病気であるか否かは自

己によって判断されるのではなく、他者のデータと比較した基準を逸脱した数値によって決定される。「私」が感じる不快感は医療情報になることはできても、病気を立証するための根拠としては無視されているのである。

歴史的に医療は多くの人間を病いから救ってきた実績を持つが、逆にデータ蓄積のために実験的に人間を取り扱ってきた事実もある。さらに、近代医療の傾向としては主観的感覚ではなく客観的データを重要視し、個人（「私」）を排他的に取り扱っている実情もある。このような医療の功罪を考察することによって、近代における痛みや個人の身体がいかに取り扱われているのかを確認したい。

2－1　痛みを抑える ――鎮痛剤と麻酔――

19世紀に医学の発達に伴い、多くの鎮痛薬品が開発された。特に1899年に登録されたアスピリンは鎮痛解熱剤として爆発的に広まり、人は手軽に痛みから解放されることに成功した。また、同時期である1886年にジークムント・フロイトがウィーンで自由連想法を使用して治療を開始し、これを精神分析学と名付けた。

日本では明治8年（1875年）に京都府癲狂院[xl]が設立され明治33年（1900年）に「精神病者監護法」[xli]が制定されるなど、日本でも同時期に精神疾患に関する施設や法律の制定の動きがあった。19世紀の終わりに人類は身体と精神に目を向け、コントロール（支配）する方法を模索し、身体と精神の関連性を考えるようになった。

鎮痛剤は効果により3段階[xlii]に分けられている。現代では非ステロイド性抗炎症薬（Non-Steroidal Anti-Inflammatory Drug；NSAID）が一般的に普

---

xl) 癲狂院とは現在の精神病院を指す。

xli) この法律により精神疾患を抱える家庭は自宅内に専用の部屋を作り、精神疾患者を監置し、さらにそれを警察が管理した。いわゆる座敷牢を作り、精神疾患者を外に出さないようにしていた。

xlii) 第1段階はNSAIDなどの非オピオイド鎮痛薬、第2段階はコデインなどの弱オピオイド、第3段階はモルヒネなどの強オピオイドである。がん性疼痛など痛みの状況に応じて段階を変えていく。一般の筋・筋膜性腰痛などでは第1段階のみの使用である。

及し、薬局では医師の処方なしで購入できるものも多い。鎮痛剤のテレビのコマーシャルでも多く放映され、痛みはその使用によって緩和できる。同様に風邪で発熱した場合、解熱作用を伴う鎮痛剤の使用により急激に熱を下げることができる。鎮痛剤は日常の生活に根付き、専門家でなくても目に見えない感覚的症状をコントロールできるようになった。

　鎮痛剤は主に炎症や痛みに作用するが手術の際は感覚を失わせる麻酔を使用する。麻酔には局所麻酔と全身麻酔があり、手術の種類によって使い分けられる。19世紀の中頃にコカインの局所麻酔作用が発見されたとされており、20世紀中期から現代にかけてリドカイン（キシロカイン）が多く使用されている。皮膚を切り、骨を砕く、内臓を切る際の痛み（感覚）は麻酔によってほぼ完全に麻痺させることができる。最新の歯科では無痛診療を標榜し、治療時に局所注射する前に、キシロカインゼリーを歯肉に塗り、注射の痛みを和らげることを徹底している。

　医師の歴史を概観すると古来より医者とは内科医を指しており、1700年代までフランスで理容師と外科医は同等の資格であったように、外科医は技術者として内科医の補助的役割であった。現在では外科的処置の有効性は一般化しており、その優劣はつけがたく、外科医の地位向上に大きく貢献した重要な因子の一つが麻酔である。麻酔により開頭、開胸、開腹など内臓への処置が可能となり、骨もプレートや髄内釘で接合できるようになった。また、衛生状態の向上と抗生剤の発明により術後に感染を起こさなくなったことも手術の有効性の向上に役立っている。

　医療において鎮痛剤や麻酔の使用により痛みをコントロールできるようになったことは人間の生活を一変させ、また寿命を引き延ばすことに成功した重要な因子である。しかし、必ずしも痛みは薬によってコントロールできず、痛みに苦しみ続ける人も数多く、薬の処方が最も適切であると考え、それ以外の方法を試さないケースが多い。その例を整形外科領域の診療から説明する。

　腰の痛みで整形外科を受診し、神経症状がない非特異性腰痛（筋筋膜性腰痛）の診断を受け、多くの場合、薬物療法として処方されるのはNSAID（ロキソニンやボルタレンなど）と湿布薬（セルタッチやモーラステープなど）である。

NSAID服用の用法・用量は1日3回であり、ロキソニン（ロキソプロフェン）であれば1回6時間程度の持続効果があるため、1日中薬で症状を押さえ込むことができる。その治療を3日から7日間続け、症状の緩和がない場合は他の薬に変更する。多くの場合、薬が効けばこの方法で腰痛は緩和する。

　『腰痛診断ガイドライン2012』において、急性・慢性共に「腰痛における薬物療法は有用である」[99]とし、その効果をGrade Aと最も根拠の高い治療としている。使用する薬は様々であるが、薬物療法はどの先進国においても高い治療効果を示している。腰痛症状に対して薬物の使用は、時間が短く金銭的コストが低く対応できるため最もスタンダードな治療である。また運動器疾患の多くが痛みを訴え、同様に薬物療法により治療されることが多い。

　どこかが痛めば鎮痛剤で抑える方法は対症療法と呼ばれ、原因を基から治療する根治療法と対比される。古来より症状にその都度対応しヒトが持つ自己治癒機能に組織の修復を任せる方法がとられてきた。そして私達は運動し栄養を取り、滋養強壮することで病いを癒やしてきた。鎮痛剤の誕生でこの方法はより的確になったが、薬効により急速に痛みが緩和するため、それ以外の方法に移行せず、増悪と寛解を繰り返す慢性痛に苦悩する人々が増えた。

　特に運動器疾患の場合、事故などの外傷を除けば多くの痛みは重力との関係により発生する。高齢者の骨折の原因は転倒がほとんどであり、転倒は重力に耐えられない下肢の弱化によって起きる。変形性関節症も重力に長い間抗しているために起きる。そして腰痛も重力に抗するための筋力低下によって起きる。逆に筋力の維持・増強によって運動器の痛みの多くに対応できる。仮に人類が無重力空間で生活していたならば骨格は必要なく、筋も大きく発達することはなかった。敷衍して述べるなら運動とは重力への抵抗である。そして運動器の痛みは重力によってもたらされると言える。

　運動器疾患に関する鎮痛剤の処方は先に述べたように治療の第一選択である。この選択の理由を経済学的な視点から考えることもできる。筋骨格系の痛みに使用される鎮痛剤の費用は年間270億円と算出され、罹患者一人あたりの薬剤費は2457円となっている[100]。医療費全体（2015年では41.5兆円）に対する薬剤費の割合は概ね20％前後であり、ジェネリック薬品の使用によってこ

こ数年は多少抑制できたが6～8兆円となっている。

　ロキソニンは、よく使用される鎮痛剤の代表である。1錠の薬価は17.5円（2016年）であるが、ジェネリック薬品であれば5.9～9.6円である。鎮痛剤のすべてがロキソニンではないが薬価の低い薬で売上を上げるには数を捌かないとならない。2457円分の薬剤量は140錠であり、一日3錠飲んだ場合、46日分の量である。薬局や製薬会社にとって薬の売上の変化は死活問題であり、比較的安全に使用できて効果がある鎮痛剤を多く売ることは患者のニーズだけではなく、経済学的な理由が潜んでいる。

　現代では様々な理由で鎮痛剤を多く投与されるようになった。しかし、その結果として、身体は痛みから解放されたのであろうか。鎮痛剤の使用は痛みの感覚的症状に著効を示すが、確実な原因解決には至らない。あるいはその強力な効果によって原因を推論し治療するのではなく、症状への対応だけに医療者の視点が移る可能性を秘めている。医学教育の中では痛みは警告信号であり、痛みを発生させる原因があると教えられる。そのため痛みを検査し治療方針を考察する。本来ならば現代医療の痛み治療は鎮痛剤の使用が基本となり、痛みを緩和させながらその原因を探り、他の治療と併用して根本的に治療することが望ましい。

　2016年10月にファイザー株式会社の『痛み治療』に対する医師と患者の意識比較調査[101]の中で「痛みの治療を受けている患者の約半数が、医師の診療に満足していない（48.4％）」、一方では、医師の8割以上が「患者は診療に満足している」と回答（83.4％）」[xliii]と発表した。この医師と患者の治療に対する意識のギャップの原因は、医師と患者との間で治療目標が共有されていないこ

---

xliii）ファイザー株式会社のホームページにおいて、過去1年間に慢性的な痛みによる通院経験がある人5,150人に、「医師の診療に十分満足していますか」と尋ねたところ、「いいえ」13.7％（706人）、「どちらかと言えばいいえ」34.7％（1,788人）をあわせて48.4％（2,494人）と、約半数にのぼることが分かった。一方で、慢性疼痛の治療経験を有する医師169人に「患者は診療に十分満足していると思いますか」と尋ねたところ、「はい」8.3％（14人）、「どちらかと言えばはい」75.1％（127人）をあわせて83.4％（141人）となり、患者と医師との間で診療による満足度の認識に大きな差があることが明らかになったと説明している。

と、痛みの状況をお互いにうまく伝えられていない事実が示されている調査結果であると加藤実医師がコメントしている。痛みの治療の選択肢として最初に用いられるのは鎮痛剤であるが、必ずしも満足のいく結果には至っていないようである。

鎮痛剤の使用は警告信号のスイッチを切り、痛みをなかったものにしてしまう危険性を秘めている。そのため心身の損傷部位を隠してしまい治療に行き着かないこともあり得るだろう。鎮痛剤の使用過多になると痛みに対して鈍感になり症状の変化に気づけなくなる可能性がある。さらに前節で述べた鎮痛剤を投与した魚の行動変容と同じように痛みがなければヒトの行動は危険を察知しないようになり、より大きな損傷を招く事態に陥る危険性をはらんでいる。鎮痛剤の使用により痛みを緩和させるだけではなく、出現を押さえ込めるようになり、人類は種々の危険についても鈍感になっているのかもしれない。

通常、痛みによって行動が阻害されることにより精神的疲労感を覚え、逆にそれが慢性疼痛の原因となるという悪循環した関係にある。精神が疲労すれば身体が痛み、それを緩和するために休息し、心身共に回復させるようにバランスをとっている。しかし、鎮痛剤を過度に使用すれば簡単に痛みの調節ができ、休息の必要はない。

現代においては抑鬱症状を呈する人間が増え、社会における解決課題として精神的疲労感が提示されている。多くの仕事がコンピュータに支えられ、効率と同時に品質の高さが求められる。これは、人間の能力が向上したのではなく、道具の進化によって効率と品質を担保しているのだが、そこには限界があり、精神的疲労感は蓄積されていく。20世紀社会には「絶えずストレスがあることを医者も社会に対して警告しながらも、よりいっそう強力な治療法を提案し、試練の期間を短縮させて病院をもっと短期間で戦場へ、学校や工場や会社へ戻そうとする」[102] ことが先進国で行われている。

機械化により身体の疲労は軽減されても、少なくとも精神的疲労は遅延して、双方のバランスが保てない生活に陥っている。人間の心身の回復にも効率が求められているが、私達は、日々の自己の心身の悲鳴を素直に受け止めて健全に対処して、生きていかなければならない。

2-2 長寿と健康、身体の限界

　人類の多くは死にたくないと考えている。これは本能的な生への意思である。現代では医療の発達から平均寿命が伸び、死は人々から遠ざかっている。日本において死亡比率（病気や事故で死亡する10万人率の平成26年度統計[103]）を35〜40歳で計算すると5,877：100,000である。死亡する確率は100人中5.8人である。人は必ず死ぬのだが、個人が100の内の6を引き当てる可能性は低い。また、この死が殺人（暴力）となるとその可能性は0.37：100,000（100万人に対して3.7人）である[104]。私達は自死することを選ばない限り、平均値として80歳以上の寿命を持ち、若ければ若いほど直ちに死とは隣り合わせではない。

　現代に比べて、16世紀の織田信長が活躍した時代には、人の死は今とは違う概念で捉えられていた。石山合戦では、織田勢の侵攻に対して一向宗（浄土真宗）は本願寺（現在の大阪城）を死守するために、多く宗徒を全国から集めた。そしてその宗徒たち（多くは農民）は織田勢と戦いの中で多くの戦死者を出した。戦争は悲惨な死を生む。悲惨である理由は、兵隊は軍のために死ななければならないからである。しかし、この戦いでは多くの宗徒が喜んで死に向かったといわれている。一向宗では、死後は極楽浄土に行くことができるとしている。その時代、生活が苦しかった多くの宗徒が今を生きているよりも極楽浄土のほうがずっといいと考えていた。生きることは苦しく、死ねば極楽となれば、それを選択した。

　死に対する受け入れ方は個人によって様々であろうが、これは宗教的な理由だけではなく、その時代の民衆における特徴や価値観が反映される。江戸時代の初期に来日しその記録を1636年にフランソア・カロンは、『日本大王国史』として記している。その中に「日本国民殊に無邪気のように見える婦人は、悲痛の色を示さず、従容泰然として死に就く」[105]との文言がある。この文章から死を受け入れる理由は不明であるが、外国人から見ると悲痛さを感じさせない受け入れ方だったようだ。

　現代の日本では平均寿命の延長に伴い以前に比べ死は身近ではなくなった。長生きすることは人間にとって喜ばしいことであるが、社会生活を営む上で健康の維持が重要な命題となっている。それは、加齢的変化は生物学的宿命であ

り、それにどうやって対抗していくべきかと言う課題である。医療は健康から逸脱する病や損傷に対応する。健康の維持は個人の意思と努力、そして費用負担によって成り立つ。

ハンス・G・ガダマーによると「健康はそれ自体で姿を現すことがない」[106]ため神秘性もしくは秘匿性があると述べている。つまり健康は普段、当たり前に機能している組織や器官に不具合が生じたとき、もしくは精神の不調が意識化され疲労から回復しないなど自己の健康が不安定になったときに初めて意識される。

例えば、高血圧症はサイレントキラーと呼ばれ、疾患が進行しすぐに治療を始めなければならない状態になって初めて露見すると言われる。そして、治療を始めても回復せず、投薬を続けなければならないケースが多い。一度健康状態から逸脱してしまうと簡単には戻れないのである。

健康を維持するためには長い期間、様々な自己努力が必要である。一般的に健康を維持するためには、バランスの良い食事と適度な運動による「体づくり」だと考えられている。健康の構成要素は多く、Ⅱ章で述べたICFのモデルからわかるように心身機能・身体構造、活動、社会参加の要素に付け加え、個人因子と環境因子である。そのため「体づくり」は多くの要素を概観し、持続可能に行う必要がある。

現代では健康を実現するために適度な運動が必要であると考えられている。適度な運動に関する定義が個人によって変化し様々な条件が課せられる。そのため、どのような運動が望ましいのかを理解している人は少ない。また、人間の身体がどの程度の運動に耐えうるのか、そのことも理解されていないと言えるだろう。

19世紀には運動（トレーニング）に関する価値はほとんど認められておらず、わざわざ運動する人たちのことを世間はいかがわしいと考えていた。20世紀になるとスポーツが認知され、人気の高いイベントに成長していった。同時にスポーツ選手の肉体の限界にも関心が起こり、距離や時間、点数を競い、よりよい記録を目指し、優勝者は英雄として称えられた。現代でも限界を目指すという戯れは飽きることなく人々を魅了している。

著者は身体の限界に興味を持ち、自己の肉体で実験を行った。それは一年間を通して、どのくらい走れるかというものであった。2015年から2016年（37歳から38歳）にかけて、マラソン大会に多く出場した。2015年1月ハーフマラソン、3月ハーフマラソン、5月ウルトラマラソン（50km）、9月40km走、ウルトラマラソン（60km）、11月フルマラソン、2016年1月ハーフマラソン、2月50km走、3月ウルトラマラソン（70km）を走り抜いた。レースを走り抜くために週に2回5〜10kmのランニングを行い、筋力トレーニングも併用して強い身体を作った。

距離によって身体的疲労感や四肢体幹の衝撃による損傷の程度は異なるものの、レースが終わる度に体中の痛みに苦しむ。ゴール後は下肢のエネルギーが枯渇している状態に陥り、歩くこともままならない状態になる。ゴールするまでは前へ進むことに対して従順であった下肢が突然に謀反を起こし動くことに反抗する。最も長い距離のレースの70kmウルトラマラソンで歩数は95,000であった。95,000回も地面を踏みしめた下肢は、どこが痛いのかわからない状態で、95,001歩目をなかなか踏み出そうとはなかった。ゴールしたことによる達成感ともう走らなくても良いという安堵感に包まれ、精神的に高揚している状態であるが、身体は要求を聞き入れてはくれず、しばらく動けなくなった。

60km以上を走ったレースの後は極度の身体的脱力感に襲われる。特徴として内臓への影響も顕著に表れ、食事が入らなくなる。本来ならすぐにでも栄養補給をして全身の修復をするべきだが、意思に反して内臓を動かすことにも拒否反応を示す。そして、その後に発熱して、ひどい寒気に襲われる。レース会場から帰る車の運転中に極度の睡魔に襲われ、車を止めてから疲れて横になるのではなく、意識を失ってしまい倒れ込んだ。しばらくして目を覚まし、家に戻ると空腹に気が付き大量に食べ、内臓を満足させた後に布団に入り沈み込むように眠る。

筆者の経験では、内臓が反応しなくなるまでの身体的疲労感は、60km以上のランニング以外では起きない。レース後の数日間、日常生活や仕事に影響を及ぼしたことは、身体の限界に近づいたように思える。スコット・ジュレク[xlv]は、「ウエスタンステーツエンデュランスラン100マイル」を16時間1分で走

り、イアニス・クロース[xlvi]は、24時間で303kmの距離を進むことができた。人類を超越したような身体の選手の場合の限界点とは異なるが、自己の限界に挑戦することによって、活動における無理と無茶のボーダーラインを理解できた。

　また、日常生活の中に含まれないマラソンのような運動を行うためにはモチベーションの充実が必要である。走る意思は自己の限界に挑戦するといったモチベーションであり、苦難に打ち勝つことを目標とする。走ることを楽しいと思っているランナーであれば別かも知れないが、筆者にとってランニングは苦痛であり、身体の限界に挑戦するために選んだ競技である。自ら身体を痛めつけ我慢し続ける行為は拷問のようなものであり、走り始める度にすぐ止まりたいと思う。もし、ゴールを設定せずに、ただ走れと命令されたらすぐに走ることを止めてしまうであろう。

　本書を執筆中は、何事に対してもモチベーションが低くなり、不活発な状況が数か月継続している。そんな折、以前にエントリーしていたフルマラソンの大会に参加した。スタート以前から走ることへの気力は失われており、多くのランナーが準備している中、ウォーミングアップもせず、号砲にあわせて走り始めた。これまでのレースであれば、タイムを気にしつつ、快適に走れる己のペースを模索する。しかし、走り始めてからゴールのイメージは浮かばずに、周りにいる多くのランナーが邪魔で走れないことにいらつきを覚えた。己の中に怒りがあることを知り、普通の精神状態ではないことに気付いた。その大会のコースは10.5kmで折り返し、ハーフマラソンの距離で一度スタートに戻るものであった。そのため、ハーフを走った段階でリタイヤすることしか考えられなくなった。しかし、考えと行為とは別であり、調子を取り戻したらペースを上げられるかもしれないと思うこともあった。結局、身体に痛みが生じてリタイヤを決定した。普段は痛まない仙腸関節痛や股関節痛が現れ、身体が走る

---

xlv）　米国のウルトラマラソンランナーであり、米国4大ウルトラマラソンであるウエスタンステーツエンデュランスラン100マイルの世界記録保持者である。
xlvi）　ギリシャ出身の伝説的なウルトラマラソンランナーであり多くのウルトラマラソンの世界記録を保持している選手である。

ことを全面的に拒否した。痛みに耐えてまで走ることの意味を見いだせなくなり、3 kmほど徒歩でスタート地点に戻り、リタイヤした。

　気持ちを切り替えることでリタイヤしなかった例もあり、身体を痛めつける際にはギリギリの選択を何度も迫られる。痛みによってレースをあきらめようとした後に復活できたのは初めてのウルトラマラソン挑戦の時だった。

　ウルトラマラソン（50km）の際に、27km地点で右足首に強い痛みが走った。足を踏み出すたびに刺すような痛みによって一歩も進めないような状態になった。そのマラソンコースは5 kmを10周する周回コースであったため、5 kmに一回、リタイヤ可能であった。残り3 kmを痛みに耐えて歩いて進み、そこで走り続けるか否かを決めようとしていたときに、同じように足を痛めた知り合いのランナーに出逢った。痛くて走れないなど愚痴を2人で言い合いながらゆっくり前に進んだ。ところが、少しずつ痛みが緩和してきて、なぜか2人ともゆっくり走れるようになった。走りながら、こちらのペースが彼のペースになり、彼のペースがこちらのペースになっていった。痛みに苦しんでいた己が、いつの間にか他者の存在によって痛みが緩和されてきたのである。そして、そのままのペースを保ちゴールできた。レースの翌日には足に血腫ができ、2週間程はまともに歩けなかった。レース中に他者と協働して痛みを乗り超えられたのは精神的なサポート要素の影響が強いと言える。

　上記の体験から言えることは、個人の単独の努力とか奮起だけではなく、痛みを緩和させることができることを示唆していると思える。おそらく、それはむやみに鎮痛剤をつかうよりも効果的であるケースもある（レース中に鎮痛剤を飲んだが、効果がなかった）。この体験から、身体に常に痛みがあっても、むやみに己を攻撃してはならないと考えるようになった。ウルトラランナーは、痛みによって苦しむが、痛みでリタイヤすることは少ないと言われている。発熱や嘔吐などの内科的な理由でリタイヤすることはあっても、例外はあるにせよ、運動器の痛みには打ち勝てるようになるらしい。

　ディーン・カナーゼスによる『ウルトラマラソンマン』の中に「痛みは体が弱さを取り除こうとする方法なのさ。苦痛を克服するのではなく、苦痛を味わい楽しむべきなんだ」[107]と主張しており、ウルトラマラソンは苦痛が前提と

なり、痛みによって進めなくなるような事態を何度も経験する過程で、その解決策を楽しみとして見いだせるようになるのかもしれない。また「苦痛は意識の唯一の起源である。苦痛が始まると感覚が研ぎ澄まされ、苦しみこそ幸福に至る秘密が隠されている」[108]と述べられており、苦痛を乗り超えてこそのゴールした時の歓喜や幸福がある。筆者は50、60、70kmのウルトラマラソンからそれを体感した。ゴールの瞬間はいつも涙が流れ、無謀とも思える己の挑戦に感動できるようになった。

　一般的ではない過酷な運動に焦点を絞ったが、人類の平均寿命が20世紀中期以降に大きく伸びた[xlvii]。医療はその中で重要な役割を担っているが、それと同等に栄養の確保が容易になったことと運動によって身体を弱らせない取り組みが効果的であった。そして、健康を維持するために運動の有効性は現代において常識になっている。21世紀では人類の寿命はさらに延びる可能性を秘めており、イギリスのビジネススクール教授であるリンダ・グラットンら著『ライフ・シフト100年時代の人生戦略』[109]の中でコホート平均年齢の予測を使って2007年に日本で生まれた子どもの50％は107歳まで生きるとした考え方が述べられている。そして、80歳まで働かなければならない社会が到来する可能性を示唆している。

　かつて鷲田清一が『老いの空白』[110]の中で〈老い〉の意識も無いまま、そして、社会も家族も受け止める余裕の無い状態で高齢社会が進行し、そこに起きた空白に問題提起した。WHOの定義では65歳以上を高齢者としており、100歳まで平均寿命が延びれば、人生の35％の期間を高齢者として生きることになる。死は人生の終わりを意味するが、生き続けることは苦難や苦痛と隣り合わせであり、可能な限り平穏無事でありたいと私達は考えている。ただ単に生きるだけではなく「共同体に適応し、恋愛を成就させ、仕事で成功し、人生を向上させようとするならば、身体を絶えず律し鍛えることが不可欠」[111]である。つまり、平均寿命の急激な伸びが続く際に重要なのは健康状態の維持で

[xlvii]　1891年の平均寿命は男性42.8歳、女性は44.3歳、1947年では男性50.06歳、53.95歳、2015年では、男性80.79歳、女性87.05歳と太平洋戦争後に急激に平均寿命が延びている。

ある。

2-3　緩和ケア、医療の目指すところと死について

現代の医療は人々を健康に長生きさせることを目標としている。ただし、死から逃れることはできず、時間的な個人差はあるものの、必ず死は訪れる。日本における死因の第1位はがん（悪性新生物）によるものであり、国民の半数はがんに罹患し、3分の1はがんで死亡すると言われている。また、がんは種類にもよるが強い痛みを呈し、特に終末期のがん性疼痛は死を目前にしても痛み続け、単に身体が痛むだけではなく、精神的・社会的・スピリチュアルな面が関与し合い、トータルペインを引き起こすとされてきた。このトータルペインはイギリスの医師であり近代ホスピスの創始者シシリー・ソンダースによって提唱され、その考えから鎮痛剤などで身体の痛みを緩和させることだけでは不十分であると考えられるようになった。

死を目の前にした患者の苦しみを和らげQOLの安定を目指すために70年代に緩和ケアが提起された。その緩和ケアについてWHOは2度、定義を発表した。

> 緩和ケアとは、生命を脅かす疾患による問題に直面している患者とその家族に対して、痛みやその他の身体的問題、心理社会的問題、スピリチュアルな問題を早期に発見し、的確なアセスメントと対処（治療・処置）を行うことによって、苦しみを予防し、和らげることで、quality of lifeを改善するアプローチである。[112]

1990年の発表時は「がん」を明示していたのに対して、2002年は「生命を脅かす疾患」を前提条件とした。必ずしもがんだけが生命に関わる病いではなく、多くの難病など幅広い症例へのケアを呼びかけたのである。

日本において緩和ケアの歴史は欧米に比べてまだ浅く、特にがんに対して医療職がチームになって治療するようになったのは2006年のがん対策基本法の制定を待たなければならなかった。その後、2012年にはがん患者の対するリハビリテーションの診療算定が認められ、QOLの向上を目指したアプローチ

が可能となった。がんに対するリハビリテーションは緩和ケアのみならず、手術やその他の治療によって弱化した心身に対して回復を促すアプローチを行っている。

筆者は訪問リハの臨床で数例終末期のがん患者を担当した。ターミナルケアのリハビリテーションを担当したことから、死を迎える人に対して何ができるのかについて考えさせられた。訪問リハは医療行為である。そして、医療は「どのようにアプローチする」ことに関しては雄弁であるものの、「なぜアプローチするのか」についてあまり語りたがらない。極論を述べれば、死にゆく人に有効な治療は少なく、また、かける言葉も少ない。「何のため」に患者の前に自分がいるのかを問わずにはおれなかった。

肺がんが腰椎に転移し腰痛で自宅のベッドから起き上がれないケースを担当した。訪問リハが始まった段階で衰弱しており、寝たきりの状態だった。肺がんであることとその治療はいったん終了したため、退院したものの、日に日に衰弱していく状態であった。担当のケアマネージャは日常生活をどうにか自分の力で行えるようにと訪問リハをプランに追加し、筆者へ依頼があった。

担当医師は病状について本人にも家族にも十分に説明しておらず、本人とその家族の願いはがんから回復することであり、お互いの理解に乖離があった。ケアマネージャへの主治医からの情報は同様に不十分で長期臥床による腰痛であると考えていた。筆者が初めて訪問した際、体動での痛みの訴えが強くほとんど動かせなかった。その状況に異常性（骨転移疑い）を覚え、ケアマネージャから主治医に腰部レントゲンを撮ってほしいと依頼した。もし、腰椎への転移があった場合、座位や立位で圧力をかけると骨が破壊され脊髄を損傷する恐れがあった。理学療法士の立場上、診断はできないためケアマネージャと家族にその可能性を伝え、対象者宅にあったコルセット着用を指導した。

しかし、主治医によるレントゲン撮影とその後の対応はすぐになく、十分な情報がないまま訪問リハを続けた。筆者にできることは四肢の関節可動域運動と腰に負担をかけない程度にすることで有効性は乏しくても痛みを緩和することであった。その後、レントゲンの依頼から2〜3週後に受診しレントゲンを撮影し、骨転移が見つかり即入院となった。状況は予後不良と思われたが、主

治医の示した治療方針は化学療法であり、その提案を本人も家族も治療の可能性から受諾した。痛みが強く衰弱している身体に対して化学療法は酷な治療であると思えた。その後、化学療法が開始され2週間ほどで亡くなったと知らされた。

　このケースを通して考えさせられたことは、一つは死にゆく人に対して自分の知識や技術が無力であったこと、痛みや気分不良によって苦痛に耐えなくてはならないため、緩和ケアは適切になされなければならないとの想いであった。人の死を目の前にすると仕方なさがこみ上げてくる。人間である限り死から逃れられない。

　スイスの医師エリザベス・キューブラー＝ロスは『死ぬ瞬間』（1969年）において死の受容のプロセスについて述べている。キューブラー＝ロスは数多くの死を看取る中から死は1.否認と隔離、2.怒り、3.取引、4.抑鬱、5.受容の経過を取ることが多いという考えに至った。この考えは「キューブラー＝ロスモデル」と呼ばれ世に知られている。すべてがうまくこのプロセス通りではないが、おおむね死は受容されるようだ。

　現代医療の発展によってがんは事故や急性心筋梗塞のようにある日突然命を奪う疾患ではなく、死が近づくまで日常生活を自身で行うことができるようになってきている。緩和ケアが確立している病院では徐々に身体機能レベルが下がっていくのではなく、ケアの結果ある一定のレベルを保ち、死までの残り1か月程度で急速に変化するという。終末期がんのリハビリテーションの目的は、生命予後と身体機能予後が可能な限り近接した活動レベルの存続である。つまり、自分の足で歩き、自分の手と口で食事する時期を守り、人間としての尊厳ある生活を送る期間の延長である。「終末期にある人がよりよいQOLを獲得し最後まで輝いた人生を送るために」と『終末期リハビリテーションの臨床アプローチ』[113]の帯に書かれてある。何を持って輝くかは別として、QOLを保ち続けるという目的は、医療が死にゆく人に提供する重要な理念である。

　筆者はがんセンターなどの実情がどのようであるか、がん専門の理学療法士に話を聞いたことがある。その中で、筆者の想像と明らかに違ったのは「多くの患者が死を怖がっていない」との話であった。がんの種類にもよるがほとん

どの場合、薬による痛みのコントロールがほぼ完璧に近い状態でなされて、死ぬまで痛みなく過ごすことができると言う。腹水の貯留や全身倦怠感、四肢の浮腫など様々な症状を呈すものの、痛みさえなければ穏やかに死を迎えられるそうだ。ただし、罹患した年齢が若い場合には死を十分に受け入れられず、理学療法や他の治療を拒否する症例もいるという。先に述べたキューブラー＝ロスモデルは概ね正しいようだ。すべての病院で同じような治療が行われているわけではないが、緩和ケアの必要性を十分に理解できた。

　もし筆者自身に死が近づいているとすると何を考えるであろうか。自身にそのように問い立てし、数日間考え込んだ。その中で脳裏から離れなかった言葉は「未練」であった。死にあたって、まだ十分に生きていないとの想いに反論できなかった。これは真理であると断言できないものの、日本人の平均年齢を考えたときに現在39歳である筆者は折り返し地点にたどり着こうとしているところであり、「半分しか」生きられなかったという現世への未練がある。まだ、「半分しか楽しんでいない」ためどことなく損をした気持ちになった。

　それは長く生きることによって幸福になる可能性を信じていると言い換えることができる。この想いは無根拠であり、不幸になる可能性が高いかも知れないのにそれは棚上げしている。これは博打やクジ引きに興じるのと同じく、自己に当たりがくると信じている考えに近い。しかし、鷲田は「幸福への想いというのは、たぶん、不幸の影だ。不幸が幸福の陰りなのではなくて」[114]と考えている。不幸である理由は多く説明できるが、幸福である理由は不幸よりも雄弁には語れない。筆者の生への執着は（個人差[xlviii]や文化の差は影響するものの）自己や社会に対して「ないものねだり」を繰り返しているにほかならないのであろう。それを未練として捉え、生きることのモチベーションに変えている。

---

xlviii）筆者の同年代で性格的に穏やかな友人に、「半年以内に死ぬとなれば何を考えるか」と質問すると、周りの迷惑にならない方法を考えたいと話した。筆者は「現世への未練があり、否認したり怒ったりする」と話をすると、「家族には申し訳ないと思うけれど、仕方がないことなので特に怖いなど思うことは無い」と言われ、考えに大きな差があることを知った。

死によって人生が打ち切られ、それに未練を覚えるものの死ぬまで闘い続けた例を紹介する。30歳でがんにより逝去した天野貴元氏は、幼少の頃から天才と言われながらもプロ棋士[xlix]になれず、26歳で奨励会を退会した後、27歳で舌がんに罹患し舌を失った。将棋はアマチュアとして将棋を続け、全国的にも有名な強豪アマとして知られていた。がんの闘病と将棋人生について『オールイン』（2014年）と題して本を出版した。その書籍で将棋界ではより有名となり、「ザ・ノンフィクション」[1]というドキュメンタリー番組でその生活が紹介されることになった。テレビ撮影が始まる頃にがんが再発して余命宣告を受けていた。がんに苦しむ中、将棋に打ち込む姿とその最後をカメラは追った。

　その天野氏が残された命の中で望んだことは「一度でいいから、プロ棋戦でプロ棋士と闘いたい」であった。その意思のために治療よりも将棋大会を優先し、また、オピオイド鎮痛薬の投与によって将棋の「読みの力」が弱くなる可能性から、緩和ケアをも拒否していた。将棋を指している最中に様々な症状に襲われ、格下の選手に負け続け、地方大会も勝ち上がれずに、設定した目標に至らずに失意の内に多臓器不全で死去した。

　命をかけて闘う姿をそばで見続けた天野氏の母親は「病人ではなく、体調が悪いながらも将棋を指している棋士」と表現していた。「病いに冒されながら」ではなく「たまたま体調不良が続いている」と考えることで、親より先に逝く子を鼓舞し続けた母の姿は、筆者には愛情の強さと同時に痛ましく映った。状況は違うものの、理学療法士として覚えた死にゆく人を前にした無力感に共感したのであろう。

　現状に充足していない人生であると感じると、幸福について夢想する。足りない何かを補えば幸福になれると相対的に信じることから、もし今死ねば未練が残ると考えるのであろう。あるものより足りないものを数えており、満ち足りている事実には目を向けずにいる。おそらく、それは失われたときにしかわ

---

xlix）プロ棋士になるためには日本将棋連盟が運営する新進棋士奨励会に多くは6級で入会し、四段に昇段した段階でプロの称号を得る。天野氏は26歳までに四段に昇段できなければ強制退会とした制度により、プロになることができなかった。

1）2016年4月3日にザ・ノンフィクション「生きて ～天野貴元30歳」として放送された。

からない。健康に秘匿性があるように幸福にも秘匿性がある。死を目の前にして幸せとは何か、目標とは何かと言った大切な想いに気付くときがある。

　幸福とは何かについて考えてきた先人達は多くいる。現代の俗世にまみれ、ないものねだりを続ける著者自身と対照的な例としてジョン・クラカワー著『荒野へ』[115)]（一人の青年の足跡をたどったノンフィクション作品）を紹介する。主人公であるクリストファー・マッカンドレスは裕福な家庭に生まれ、一見、何不自由なく過ごしているように見えたが、欲望にまみれた社会や両親との関係性に嫌気がさし、大学卒業と同時に家族や友人に一言も告げずに無一文で旅に出た。2年間の旅の終着点はアラスカであり、そこで4か月一人で野宿した。アラスカの荒野には食料が少なく、植物を採取していたが、誤って神経毒を持つものを食べ、身体が動かなくなり餓死する。その彼が死ぬ前に残した言葉がある。社会から離れ、孤独を求めて行き着いた結論は、"Happiness only real when shared."（幸福が現実となるのは、それを誰かと分かち合ったときだ）であった。これは己の意思で隔絶したはずの他者の存在を得られないとわかってから求め、心の底から絞りだした言葉である。

　人間にとってQOLは必ずしも一定であるとは言えないが、多くの人が他者と日々の喜びや悲しみを分かち合いたいと願い、そのために生きたいと考えるであろう。終末期のがんなど死に至る病いは自己の死を通して、世界と他者から忘却される悲しみや不安を覚える。そして、徐々に進行し、病魔に冒されていく感覚によって、洪水で徐々に浸水し、止めどなくあふれ、逃れられないような恐怖が襲う。医療は死に「待った」する期待を与えるが逆に終了を知らせ失望させもする。しかし、死の受容から残りの人生を受け止めることもできる。

　古来における医療の本質は症状を抑えることよりも魂を癒し慰めることであった。現代では緩和ケアを通じて鎮痛処置などで症状を抑えつつ、死への恐怖を癒している。死は免れないが苦しみからは逃れ、リハビリテーションを通して身の回りの活動を行う生きるための医療が現代では提供されるようになってきている。

3 理学療法士として身体と精神に触れる

3−1 理学療法と身体

　筆者は、高等学校卒後、直に学んだ専門的学問は理学療法学であった。理学療法学とは、身体の解剖学・生理学・運動学に関する専門基礎科学を基軸にして、病態学、臨床医学に加えて理学的治療法と技能を修得した。そして、理学療法士の資格を取得してから、理学療法の仕事を18年継続している。つまり、理学療法士として業務に従事してきたことによって、常に身体が実存していることを前提として捉え、その基本理念を実践してきた。同様に身体と精神は、どちらも医療の対象であり、一元論として包括されて生存している人間として捉え、同時に筆者自身の存在性も含めた基本理念を基盤としてきた。

　身体の存在を物体として捉える考えは、ルネ・デカルトが『省察』(1641年) の「第6省察　物資的事物の存在について、そして精神と身体との実在的区別について」の中で呈示したのが初めであると述べられている[116]。デカルトは、身体を精神が存在しなくても働く機械と述べ、身体は物体に他ならないと考えた[117]。この点についてもう少し解説すると、実際に身体が脇役から主役になるのは20世紀であると言われており、アラン・コルバンらによると、「身体は、20世紀の理論構成において初めてその存在の実態が発明された。最初に、それを発明したのは、精神分析である」とし、「無意識は身体を通して語るという命題へのきっかけをつかんだ」[118] と述べている。可視化できない精神についての理解が深まることによって、精神が身体に影響を及ぼすことがわかり、精神的側面から身体が対比的に浮上してきたのである。身体は物理的な存在性を有し、精神は物理的ではないのだが、物理的な存在である身体を認めている。そして、20世紀に入り身体と精神を分けて考えるのではなく、概念として意思を持つ肉体としての身体が誕生したのである。

　ところで、日本語における「身体」の類義語として「身(み)」「からだ(体)」「肉体」「体躯」などがある。

　使用された時期として「身」が最も古い。「身」[119] は『日本国語大辞典　第2版』によると『古事記』(712年) の中で使われており、当時からからだ、身体、

肉体の意味であった。しかし、「身」には多くの意味が含有されており、15種類の使い分け方がある。その中には「身を固める（結婚して所帯を持つ）」「身から出たさび（自分の行為の報いとして災いと転ずる）」「身の置き所（安心していられる場所）」など、必ずしも身体を意味しないものもある。同書では、「身」の意味とその慣用句について7ページにわたって説明されており、その使い方の幅広さと難しさを示している。

「からだ（体）」[120]は、人間や動物の肉体を意味し、文脈では2つの意味がある。1つ目は魂を宿すものとしての肉体であり、2つ目は死んで魂を失い残された肉体としてのしかばねを意味する。「からだ」の「から（殻）」は魂を宿す物質としての肉体を指している。「身」と同様に「からだ」にも多くの意味があり、現代と同様な意味として生物の身体を指すようになったのは中世以降（12世紀末）と言われている。

「肉体」[121]は「身」に比べ新しいことばであり、明治時代になって初めて使われた。その意味は、生身のからだであり、性的欲望の対象としてのからだとしても使われる。そのため、物質的と言うよりも観念的な意味のあることばであると思える。

「体躯（体軀）」[122]はからだ、体つき、体格であり、そのことば1つだけでも「堂々たるからだ」の意味を含有している場合がある。特に体格を意味することばである。また、このような表現は他の動物にも使用されている。

「身体」[123]は、万葉の時代（8世紀後半）から使われている古いことばであり、人間のからだを意味する。現代では動物の身体についても使われることがあるが、元々は人間を意味していることばであった。

このように日本語では身体の類義語は多岐にわたり、その意味も文脈によって微妙な意味の相違点がある。本書では、これまで使用してきた身体を基軸に継続して使用する。

また、日本語の語法で存在を言うように、物質については「アル」、人については「イル」を使用する。それを例に取れば身体については「アル」を使用し、私については「イル」を使用する。「ここにペンがある」とは、今まさにペンが主観的にも客観的にも認知されていることを示している。同様に「私が

ここにいる」といった場合もその存在性は認知されているが、「私には妻がいる」とした場合、現前（present）を表すとは限らない。木村敏の解釈によると「ものが「アル」ためには、その広がりを受け入れる座標空間が必要である」、「これに対して「イル」は座標系として空間を必要しない」124)としている。身体が「アル」と表現されるのは座標空間の中にあり、physical（物理的）な存在であることを示している。しかし、身体の中に精神が入り、人間になったときに突然、その存在性は空間的ではなく、認識的になり「イル」ことになる。

　筆者は先日、ラグビーの試合に出場した。ボールを持つ相手にタックルし、倒すとボールの位置を基準にするため、ブレイクダウン[li]の状態になる。その中に巻き込まれるとプレイヤーは密集の中に「イル」が、身体がどこに「アル」のかわからなくなる。身体が地面に対して垂直にあれば、その状態を説明できるが、身体を引きずり回されると空間の認識も振り回され、視覚的にも平衡感覚的にも認識できなくなる。プレイヤーの動きが止まると、相手チームのプレイヤーの上に乗りかかり、その上を味方が通り過ぎる。そのとき、己は「どこにあるのだろうか（この場合はいるより「アル」の方が意味的に適切であるように感じた）」と瞬間的にわからなる。ブレイクダウンが解消した際にグランドの方向とボールの移動する状況を見て、己のいる場所とあり方を理解するのである。

　ある朝、眠りから目を覚ました時に、いつ・どこの感覚のない、「イル」を確認できないことがある。自宅の寝室であれば見慣れた光景に安心感を覚えるが、もし知らない場所で目を覚ましたのなら困惑するであろう。自己を認識する際には「私は私である」という必然性が必要だからである。木村は、「「イル」は世界のウチに（空間のナカにではない）、特権的な「いまここ」を設定する。「アル」が偶然性に支配されているのと異なり、「イル」は絶対的な必然性を設定する」125)と述べる。自己自身の存在がこの世界に「イル」ことは、必然でなければ、自己の身体が椅子に座っており、そこに「アル」ことの偶然性は成

---

li) ブレイクダウンとは、「接点」の意味であり、ボールを持った選手がタックルを受けた後、攻守ともに複数選手が参加してボールを奪い合うことを指す。

り立たない。自己自身が「私」と生きている限り、自己を「私」と認知し、性別や国籍など、気が付いた時には「私」を受け入れている。その「私」が存在（イル）することによって世界を知覚し、対比的に身体の存在（アルこと）を認識している。しかし、自己の存在性は、必ずしも一定しているわけではない。自己自身の喪失感を覚えると世界との接続が不明確になり、「イル」ことが不確かになる。フランスの文学研究者であるフィリップ・フォレストが4歳の娘を病気で亡くし、喪失感を抱いて当惑したことを、以下のように述べている。

> しかし、歴史の時間はひとつではない。意味や方向も定まっていないし、来し方も行方もわからない。ひとはみな、ある日とつぜんこの世に投げ入れられ、訳もわからず目を覚めると、周りにすでにたくさんの寓話やら、どうでもいい分厚い物語があり、古ぼけた伝説が消えかかった残響を響かせているのだ。過去も未来もなく、現在はただの眩暈でしかない、前と後ろに挟まれて、空虚のなかを流れてゆく嘘っぽい二つ間に垂直にぽっかりと開いている。[126]

生きていることの現実が空虚になると、自己の存在がどこに「アル」のかわからなくなる。また、「イル」ことへの必然性が失われ、外の世界との接続が失われる。愛する人を失う悲しみと仕方なさによって、現実に向かう働きかけが失われてしまう。木村は、現実性や実在性を「リアリティ」と「アクチュアリティ」に分けている。「リアリティが現実を構成する事物の存在に関して、これを認識し確認する立場から言われるのに対し、アクチュアリティは、現実に向かってはたらきかける行為のはたらきそのものに関して言われる」[127]と説明しており、フィリップ・フォレストの喪失感は「アクチュアリティ」が失われていると解釈できる。

　自己の認識の中で「アル」と「イル」、「リアリティ」と「アクチュアリティ」は同時に働いており、通常どちらかが失われることはない。喪失感によってアクチュアリティの働きが失われることがある例を示したが、「私はいる、身体がある」と感じ思うことが失われる場合もある。それは脳の機能不全によるケースである。脳卒中によって起きる高次脳機能不全として身体失認という、

自己の身体に対する空間的な認知が壊れ、運動麻痺がなくても無視した側の身体を使おうとしない症状がある。身体失認を起こすと感覚異常も無く、触られているときには右腕の存在を理解するものの、食事の際に右腕を使おうとしない。脳の損傷によって身体が失われ、「アル」を認められないケースが起こる。

　脳科学の発達によって精神、心、魂の創成される部位の特定が徐々になされてきている。言い換えれば、精神も身体の一部から表出されており、身体の活動（神経伝達物質の移動）が精神であると言える。「イル」や「アル」の認識を含め人間の認識が全て脳に司られている可能性がある。しかし、そうであると断言してしまえば、人工知能（Artificial Intelligence：AI）を装備されたロボットも精神を有すると思えるため、簡単に回答を出すことはできない。

　士郎正宗原作・押井守監督の『攻殻機動隊 GHOST IN THE SHELL』[lii] という1995年に公開された、近未来の Science Fiction：SFストーリーのアニメーション映画がある。その中で人類は身体のほぼすべてをロボット義体としてサイボーグ化する技術を手に入れている。脳内の記憶や思考も外部ネットワークと接続でき、脳内のハッキングも可能な世の中になっている。物語の中では、人間が本来持つ自我や意識、霊性を「ゴースト」と呼び、そのゴーストだけに「私性」があると考えられている。全身が義体であってもゴーストがあれば人間であり、生身の体であってもゴーストがなければ人間ではない。物語の最後に、主人公草薙素子は、事件を契機に世界中のネットワークと同化し、ゴーストだけの存在になる。身体を失いネットワーク上に自我があり、AIと異なり人間としての価値を判断して、世界中のどこにでも意識的に移動可能であり、必要性があれば、ゴーストの入っていない義体に入り込み身体を持つことができる。映画では、人間が人間たる所以はどこにあるのかを問い続け、ゴーストの存在が人間を人間としているとの回答に近づこうとしている。

　現代の医療においても身体は物体であり、機械（機能）的存在であると考えられている。臓器移植や人工関節の製品品質と手術技術の向上によって、身体

---

lii) 原作は士郎正宗の漫画であり、アニメ映画として多くの監督により手がけられているが、ここでは押井守監督作品を指している。

のパーツを入れ替えることで、生活の質の安定化を図っており、人間の身体パーツをデバイス(ハードウェアとしての機能的装置)と捉え、身体を代替え可能とする技術が進歩している。脳を司令塔として思考し、身体を制御して動かしていることや身体部位のメカニズムなどが解明されてきている。また、身体のみならず精神のあり方も脳のホルモンや神経伝達物質の代謝によって、気分や感情の変動に影響していることがわかっている。精神に作用する薬は中枢神経を刺激もしくは抑制することによって感情や行動を操作する。このように事象を理解すると、『攻殻機動隊』で描かれているような近未来の世界に近づいているような気になる。

　身体の解釈は時代によって変化し、科学の発展の影響を色濃く受ける。かつては、神の似姿としての身体であったが、現代はデバイスの身体として理解されつつある。身体は20世紀の初頭に論じられた際に「私のもの」として命を吹き込まれたのだった。しかし、21世紀に入り、身体はまだ「私のもの」ではあるとしても、入れ替えや改造が可能な部位(髪、爪、歯、そして人工関節、移植した臓器など)に関して、「生まれてからずっと私の身体である」と宣言できなくなっている。

　では、人間が自己身体と認識するためには何が必要なのであろうか。身体を通じて「私は私である」と規定し続けるための重要な要素は、自己を感覚することである。痛みと同様に他の感覚も体験することによって洗練される。他者と同じ物に触れても、その際に触れた感覚は同じではない。例えば、理学療法士が徒手療法の技能(技術よりも技能は高度な概念であると思う。技術は他の箇所にもある)を向上させるために、書物のページの間に髪の毛を挟み込み、髪の毛の形がぎりぎり感覚できないようにして、その毛がどこあるのかを探すトレーニング方法がある。初心者は数ページ先の髪の毛しかわからないが、熟練した理学療法士には、10数ページ先の髪の毛を感覚できるようになる。これはトレーニングと体験とによって感覚が繊細化した結果である。

　また、感覚がトレーニングされることでより細かな作業が可能となる。指先で見つけた米粒に満たない大きさの筋肉の張り感を圧迫することによって治療する方法がある。背中や腰部は筋肉に厚みがあるため、米粒のような張り感が

奥深くに存在する。まず、その張り感を探し、柔らかな組織の中で逃げ惑う塊に対して一定方向の圧力をかける技能は指先の感覚のみならず、理学療法士の指、手首、肘、肩、体幹、股関節、膝、足首の関節を固定し、指一点にミリ単位で動かす理学療法治療の際に役立つ。

　このような細かな感覚による運動・動作・作業などは脳の機能だけではなく、トレーニングされたすべてのデバイスを総動員したネットワークで行われている。そのため、一部の身体を入れ替えることに成功したとしても、同じ感覚と動きができるわけではない。おそらく、ある熟練した理学療法士の技能を他者の理学療法士に同水準の技能を移転することは困難であろう。換言すれば、身体を使いこなしている現在の自己の遂行水準は、これまで、体験を通じて学習し、熟練してきた水準でしか使いこなせないのである。

　身体については、3巻において幅広い観点から述べられている前述の『身体の歴史』の中で、コルバンは身体についての考察の結語を、「身体はわれわれの魂よりも重要なもの、われわれの生命よりも重要なものとなったのである」[128]と締めくくっている。身体は、私達を実体化しており、自己を自己として認識・認知させるための重要な役割を担っている。流動的な自然環境や社会環境の中で身体を通じて知覚し、その情報を解釈し行為・行動することで人間は生活を営んでいる。そして、それらを経験し、各デバイスのネットワークによる身体の動きを作っている。身体がなければ精神もない、しかし、身体と精神は簡単に分割できるような「物」ではなく、同時にその存在を認められることが人間である証であろう。そして、痛みを感じ、それによって身体を護ることは、同時に精神を護ることであり、魂も生命も存在が失われないように努めている。

3-2　感覚と精神、身体と運動

　本書では心身の単語を多く使い、心身と同意語として精神と身体を用いた。前節で身体を説明したため、本節では精神について考察する。

　精神ということばは心の働きや物質を超越した霊的な存在、物事に執着する気力といった意味で使用される。日本語においては「心（こころ）」がさらに古く（古事

記 7 世紀) から使われるが、現代ではほぼ同義のことばとして考えられている。心の漢字の成り立ちは心臓の象形であり、現代でも「胸に聞け」、「胸にしまっておく」というように、こころが胸の奥にあり、そこ心臓があるため、人間の精神は比喩的に胸にあると考えられている。

　心身について考える場合、「心身問題」について簡単に述べておく必要がある。これは人間の心と体の関係について考察することであり、哲学は古くからその問いを扱ってきた。その中でもルネ・デカルトが『省察』第六省察（1642年）に「心身二元論」[129]を提示し、精神の自由意志と身体の機械的運動を区別した。精神と身体がお互いに連関を持ちつつ、別個の存在として自己を形成している。その後、多くの科学者が考察を重ね、いくつもの説を提示した。しかし、科学の発達に伴い精神は脳の活動であることがわかり、科学的に解明される可能性を示唆する物理主義の考えが提示され、現在では「心脳問題」として扱われるようになった。

　心脳問題として問いが立てられ、脳科学の発展により人間の精神や認知機能について多くのことがわかってきた。特に大脳皮質は人間の意識や行動を形成している重要な構造的存在である。人間が人間であるための機能が集約されている大脳新皮質[liii]は解剖学的に2～3mmの厚さの中に均等に6層の細胞層があり、それらが大脳全体を皮膚のように覆っている。また大脳新皮質は大きく4つの領域に分けられ、前頭葉は精神活動と運動性言語（発語）と運動、側頭葉は聴覚と聴理解・視覚性認知、頭頂葉は体性感覚、体性感覚・視覚・聴覚の統合、後頭葉は視覚を司っている。外界からの刺激を機能分担し感覚する。そして、情報の統合の結果、前頭葉の運動野に指令を出し随意運動を行う。

　理学療法の臨床では脳卒中の症例を多く扱い、治療する。脳卒中は脳血管が出血・虚血により損傷され脳機能に変調を起こす疾病であり、様々な症状を呈する。それらを以下で説明する[130]。

---

liii)　大脳皮質は、層構造の違いから大脳新皮質、大脳原皮質、大脳古皮質に分類され、大脳新皮質は、哺乳類になって発達してきた六層構造を持つ大脳皮質の一部を指す。解剖的に大脳皮質は辺縁系や基底核を含むがこれらは原皮質、古皮質であり、高次脳機能などは新皮質の機能であると考えられている。

前頭葉が損傷されると発動性・意欲・創造性、注意のコントロール、行動の抑制、思考・判断、情緒のコントロール、コミュニケーション、人格などの機能が低下する。前頭葉は大脳の30％を占め、人間が人間であるために活動している領域であると考えられている。さらに、身体の運動は前頭葉から命令されるため、発語を含め活動（基本動作・ADL動作）の低下につながる。

側頭葉が損傷すると音を音として認知できない皮質聾や、聞こえている音が何であるかわからない環境音失認、といった聴覚失認となる。また見ている物体が何であるかわからなくなる視覚性失認を起こす。

頭頂葉が損傷すると身体の感覚に機能低下が起きる。それは感覚鈍麻などの量的低下ではなく、半側空間無視[liv]、身体失認[lv]、失書失読[lvi]、失行（観念性[lvii]・観念運動性[lviii]・構成[lix]・肢節運動[lx]・着衣[lxi]）といった感覚を統合した結果の質的機能不全である。感覚の統合機能は「何であるか」などの物体の認識、「どこにあるか」などの空間認知を指し、その結果「何をする」といった運動に影響している。

後頭葉が損傷すると視覚に関する機能不全が起こる。見えていないのに見えていると主張するAnton症候群や物体・相貌・色彩失認、視覚性運動盲[lxii]を呈する。

脳はさまざまな器官と連携して感覚と運動を制御しているため身体の「中枢」と呼ばれる。脳と身体の関係を構造的側面ではなく機能的に捉えると、人間の心身とは感覚と運動であると考えることができる。精神と身体を二元的に分け

---

liv）全視野が目に入っている（視覚として知覚されている）にもかかわらず、意識して注意を向けない限り左側にある物体に気付かない。
lv）右頭頂葉の損傷である場合、左側が存在しないように扱う。例えば、自分の左腕を指し、「これは誰のですか」と質問するようなことがある。
lvi）　話す、聞くことはできても、読み書きができない状態になる。
lvii）　慣れているはずの道具の使い方や手順がわからなくなる。
lviii）指示されたジェスチャーができない。
lix）　三次元の構成ができない。
lx）　細かい動作ができない。
lxi）　着たり脱いだりができない。
lxii）　運動しているものを認識できず、見えているものが静止して見える。

るとお互いの存在を別の種として捉えることになるが、感覚と運動であれば上行性と下行性、求心性と遠心性のあり方であるため組み合わせて一揃いでなければならない。右があるから左が成立するようにどちらか一方では成立し得ないのである。

　では、感覚は果たして精神（心）と同意語として扱ってよいのであろうか。もう一度、大脳新皮質に注目する。人間と他の動物の大きな違いは大脳新皮質の発達にあるとされている。先に述べたように大脳新皮質全体の役割は感覚しその情報を統合して運動につなげることである。「ブロードマンの脳地図」では、大脳新皮質を解剖学的・細胞構築学的に1から52に区分している。その区分を見てみるとほとんどの部分が感覚を司っており、運動野は4と6の2野しかない。機能解剖学的には大脳新皮質で感覚（認知）し情報統合された結果を運動野に受け渡し、運動野は大脳新皮質以外の大脳辺縁系、大脳基底核、脳幹、小脳、脊髄などを制御し、四肢・体幹・顔面に運動指令を出している。前頭葉が精神活動を司っており、感覚統合に影響され、また影響している。それらのことから人間が人間としてある理由は感覚の解釈にあり、それをどのように理解し、行動に結びつけるのかであると考えられる。

　生物の発生学的に考えると高次脳機能は身体に及ぼされる感覚の管理統合器官として誕生したと考えられる。脳が発達する以前にも人間は外界からの刺激の良し悪しを判別し、生きるために必要か、不必要かなど、情動的に処理していた。例えば、美味しい、心地よい、痛い、うるさいなどの感覚を弁別し、次の機会にそれが何であるのかを学習させていた。それは複雑な処理ではなく、全か無であり、個別に理由や意味は持たなかった。しかし、進化の過程であるときに言葉が生まれ、感覚と活動に意味が与えられるようになった。

　身体は重力によって活動を規定しているように、ことばという基盤を作り、感覚に全か無以外の意味を与えた。本来は情動であったものが意味を持ち理由を伴い、感情に進化し、その変化の意味を言葉として保存できるようになり、再現可能性を与えた。身体的記憶（情動的学習）だけではなく、言語的記憶（エピソード記憶）が可能となり、感情的処理を他者と共有できるようになった。そのようにして個体としての自己が他者を通して広がりを持つようになっ

た。他者と情報を共有することから判断基準が増えていき、刺激に対する反応の意味が複雑化していった。

　そして、人類は今から数千年前に文字を手にして、感覚の意味を蓄積できるようになった。蓄積された文字を通し時代や文化を跨いで人間の刺激に対する反応を理解することができるようになった。

　本来、個体は通じ合うことができなかった。同じような形をした身体であるが、個体と個体をつなぐものはなかった。しかし、人類は文字を通して個体を説明し、理解することで身体は同じ部分が多いことがわかった。それまで生物として「生きること」にだけあった命題が、他者との関係の中で何事にも意味があるように思え、他者の感じ方や生き方に縛られるようになった。

　言語を持たない頃の感覚は「身体を生かす」ための運動の制御を行っていた。しかし、ことばと文字を持った感覚と認知は「身体を生かすため」の目的を他者と共有し、安心安全な環境を作りより多くの快を得ようと試みるようになった。より簡単に欲求を充足し、身体を生かすだけではなく、身体を満足させることに成功したと言える。

　意識とは医学的に覚醒状態の際に、外界を感覚している状態を指す。さらに、見当識と記銘力が明らかであり、自己の認識ができた状態であるとも言える。覚醒状態と睡眠状態の大きな違いは感覚情報を統合して運動につなげるか否かにある。麻酔によって眠らされてしまえば、痛み感覚も失われ痛みによる身体反応を起こさない。

　意識のない状態やあえて意識していない状態を無意識というが、これまでの考えからそれは感覚統合を行っていないことを指している。無意識に動作（運動）するというが、動作は基本的に無意識である。歩く、座るといった動作を細かく考えることはなく、自動的な活動である。言語を持つ前の幼児は自律的に動作を獲得していく。また、高次脳機能が損傷されても、基本動作（寝る・座る・立つ・歩く）などは失われない。ただし、他者からの教示を理解して動作することは失われる。動作の結果を感覚し、その情報を統合して次の動作に移行するため、全ての動作を意識しているように思われるが、その意識とはあくまで上行性の神経活動であり、感覚の統合（活動）であると考えられる。

人間は身体をよりよく生かすために感覚し運動する。かつて、フリードリッヒ・ニーチェが『ツァラトゥストラはこう語った』(1883年)の中で「感覚も精神も、道具であり、おもちゃなのだ。その後ろには「自分自身」がいる」のであり、そして、「創造する「自分自身」が、尊敬と軽蔑をつくったのだ。喜びと苦しみをつくったのだ。創造するからだが、自分の意思の手となるように精神をつくったのだ」(傍点原著者) 131) と述べた。つまり、身体がよりよく生きる、つまり生き抜くことを目的として道具的に精神が活動していると考えていたのである。脳科学が発達する前の考えであるため、必ず一致しているとは言えないものの、本論で述べてきた精神のあり方に接続している。

　生物は身体を有した時点から生きること(生き抜くこと)を目指しており、人間は生きる意思を持っているのではなく、身体の原初的な機能に従って生きている。
　人間の生物学的な組織や器官の成長は20歳程度までとされており、それ以降は緩やかに老化していく。成長後の身体は加齢とともに使用しない機能と構造に廃用が起き、そこから構造的な変調が起き、機能低下する。そのスピードは個人の生得的因子と生活環境により違いがあるものの、身体の老化そのものを止めることはできない。
　人間は一人あたり約37兆個の細胞によって構成されていると考えられている。例えば、赤血球は一つの細胞でできており、身体の中にあるが見かけ上、固体の器官を構成していない。その赤血球は120日程度の寿命であり、骨髄内で生産され続け、細胞を入れ替えながら生と死が繰り返している。他の器官を構成する細胞も同じように1日から数か月の寿命であり、身体は見かけ上、同一であるが数年で細胞のほとんどが入れ替わっており、80数年の人生を一生同じ細胞で構成されるわけではない(脳神経細胞は分子レベルでの入れ替わりがあるものの、同一の細胞で一生を終える)。
　感覚の基盤となる身体は常に新陳代謝を繰り返し、変化し続けている。内臓を構成する細胞、組織、器官は日々摂取する食物を分解し栄養として合成し、生きている間中、何度も変わり続ける。老化に伴い細胞を再生させていっても

組織を同一に作ることはできなくなる。記銘力や見当識を司る脳も構造的に変化を繰り返している。そのため「私が私である」と認識していても、厳密には構造的身体は同一ではない。機能的に同一であると感じることから精神的認知がそのように考えている。しかし構成体が違うため、機能は同一であると言い切れない。

　自己同一性は記憶の中で保たれているように思われる。自己自身という認識は生まれてから死ぬまで同一であり、記憶に連続性があるように感じる。過去の記憶を年老いても思い出せ、旧友とその情報を共有することができる。幼少期の記憶をたどって、現在との違いは身体的形態と記憶が重なり価値判断に厚みを増しただけのような気がする。人格的自己同一性は経過時間に関わりが無く恒常性を保っていると信じられている。自己自身の経験は生きている間で中断されることなく、積み重なり続けているように感じられる。

　例えば、テキストを基盤としたコンピュータープログラムであれば、完全にデータが移植できる。ハードウェアのデータをコピーし、付け替えるだけでプログラム上は同じものになる。しかし、ハードウェアは同じではないため、機能的な差が生まれる。より新しく能力の高いハードウェアを使うとより多くの計算をこなすことで解析の正確性に差が出る。同じ将棋ソフトを2つの性能の違うハードウェアで指させると能力の高い方が圧勝する。そのように人間の身体をハードウェアとして捉えたとき、同じプログラムを動かしていると思っていても、機能差によって解析結果が変わってくることがあり得る。つまり、身体を基準に考えたとき、私達の認識の恒常性は必ずしも保てていないであろう。

　では、私達の認識の優先的意思は何であろうか。それは「死なずに生きること」であると考えられる。細胞の新陳代謝の目的は細胞そのものの死を通して、新しい構造でよりよい機能の身体を生かすことである。身体は精神的な意思に関係なく生きようとしている。例えば、腸は脳の指令がなくても自律して活動ができる[lxiii]。微生物には脳を持たないものは多いが、消化器官を持たないも

---

lxiii）　お互いに影響関係があるため最近では「脳腸相関」と言われ、腸に対してよりよい環境作りが大切であると考えられている。

のはいない。生物は絶えず、必要である栄養を捕食し生きようとする。より過酷な環境に適応するため行動を複雑化する必要があり、そのために指令系統である脳が必要となり、進化の中で発生した。脳は生物にとってよりよい環境適応のために付け加えられた器官であり、内臓を含む身体を生かすためにある。発生学的には私達の意思は身体の進化の中にもたらされたと言える。

3-3 他者の痛みを概観する

　Ⅲ章の終わりに、長年理学療法士として患者治療を続けると他者の痛みがわかるような気がすると述べた。本節ではその他者の痛みの概観について考察する。

　頸部の治療中に筋内のしこりを見つけ圧迫し刺激する際に、押されている患者にだけではなく、押している指から痛みの存在がわかる。この時、指先が痛む部位を見つけ、これ以上圧迫すると痛むであろうと予測できるので、患者が耐えられるぎりぎりの強さの圧を加える。これは、理学療法を学ぶ誰もができるのかと思っていたが、学生などの初学者に触診技能を教授しても、すぐに技能は伝わらない。身体に触れる頻度など理学療法経験の時間（年数）が患者の痛みを理解するためには欠かせない重要な要素であることがわかる。しかし、現職の理学療法士であっても一定の理解を得られないこともあるため、単純に臨床経験を積むだけではなく、卒後研修や自己研鑽などを通じて、科学性とアート性を磨き、個々人の患者のニーズに応える努力がもとめられよう。

　ところで、触る感覚とはどのように認知されるのであろうか。手は物体に触れた時その触れている物体が何であるかを認識することができる。初めて触るものであれば、視覚的情報と併せて、その物体の特徴を認識する。普段から触り慣れたものであれば目視しなくても、それが何であると言い当てることができる。手は物体の特性を感じ取り、硬度、温度、肌触りなど様々な情報を統合して、それが何であるかを認知する。

　自己の身体に触れたとき（手を握る）、触れている手にも触れられている手にも触れている感覚があり、両方の手が触れあっていることに通常違和感を覚えない。爪の表面に感覚はないが、圧をかけたときに爪の下の組織が感覚する。

ペンなどで爪に触れても感覚はないが、右指で左指の爪を触ると「爪に触れている」とわかる。それはミカンの皮や木肌に触れているような感覚とは微妙に異なり、本来感覚がないはずの爪が感覚しているように思える。触っている右指の爪の感覚は、それに触っている際に過去の経験から爪であると認知する。また、その際には、右腕全体の動きによってフィードバックされて、左指の爪を優しく触る程度の動きに調節している。また、左指も右指に触られる準備のため上肢を固定する。さらに触っている状況を目視し、視覚的に「触る」を確認している。

手の感覚や運動機能は、大脳皮質の感覚と運動連合野の占める面積に大きな割合と相関性がある。これはカナダの脳神経外科医ワイルダー・ペンフィールドの「ペンフィールドのホムンクルス」に代表される考え方であり、感覚野、運動野共に身体部位によって脳の機能範囲に相違がある。手が他の部位以上に細かに動き、作業に適した動きをすることとは、経験的にも明らかである。顔や手の範囲が他の部位に比べて明らかに広く、人間の情報収集は手の感覚に大きく依存している。

他者の身体に触れると自身と同じような温度を感じ、人によって多少異なるが湿っていたり、乾燥していたりする。例えば、ある物体の温度、湿り気、硬度（弾力性）を生体のそれに近づけても、それを生体と感じることは難しい。以前は生体であった献体（御遺体）を解剖する際も、すでに生きた他者ではなく物体としての感触しかない。また、人間以外の他の動物（昆虫、両生類、爬虫類、鳥類、犬・猫など）の感触もそれぞれ特有である。これは、他者の身体に触れる時の原体験があるため、特殊性を覚えるのかもしれないが、人間の身体以外に同じような感触をもつ物体や生物は存在しないのではないだろうか[lxiv]。

理学療法士として患者の身体に触れ肩関節の関節可動域運動を行う際に、そ

[lxiv] 医療用の模擬人体では生体に近づけるためのシリコンを使用している。また、もっとも生体へのニーズが高いものは「ラブドール（ダッチワイフ）」（男性の擬似性交、愛玩、観賞、写真撮影等に使用される人形）ではないだろうか。筆者は触れたことはないもののインターネットサイトでは女性の柔らかさを表現しているなどの文言があり、もしかしたら生体に近づいているのかもしれない。

の一連の治療的運動に慣れていると特別な注意を払わずに腕を片手で保持し、患者の上肢を動かす。理学療法士は腕を動かす際に握った手掌と患者の前腕の皮膚同士をしっかりと密着させ、少々強めに握り、皮膚の下の脂肪層が動かないようにする。その際に、痛みを起こさず不快感を与えない程度の強さで握り、目的とする関節以外は動かさないようにする。他方の手は患部である肩を握り、前腕で握った手の動きを補助する。この一連の治療的運動について意識しながら遂行するのではなく、理学療法士の身体の動きは、専門的知識と技能に準じて四肢や体幹を自律的に動かしている。そして、患者の関節可動性の微妙な変調を感じ、原因を予測した上で治療する。

理学療法士は肩を動かしている最中に、内部の解剖学的構造をイメージし、運動学的な機能不全を細かに探している。また、患者の表情の変化や訴え、動きへの抵抗感などに集中していると患者の腕をどのように握っているかなどにあまり意識しない。そのようにできるようになることが理学療法士としての技であり、単純につかんで動かす治療行為のように思えるが、動かされている患者からするとその熟練度がわかるらしい。

理学療法士は押している指、握っている手、どちらも患者の体に触れている際に皮膚の温度や張り感、筋硬度、被動抵抗感[lxv]など多くの情報を通じて患者の病態を診ている。センサーとしての手は視診や問診よりも患者状況を的確に見抜き、痛みによる反応（この場合では被動抵抗感として考える）をいち早く察知し、反応に対応し、痛みが出ないように患者への動きを変える。また、痛みに対して必要に応じて患者に「説明と同意」を行い、原因と予後を納得してもらい、それに耐えることを要求しつつ、限界を越えない範囲に調整する。患者の痛み、あるいは耐えられる境界線を理学療法士は口頭のやりとりをしなくても判断できるようになる。

患者の痛みを理解できるようになる要素はいくつか考えられる。その第1と

---

lxv) 患者の腕などを理学療法士が動かした際、通常、重力に対抗するために筋を収縮させており、その抵抗感などがある。まず、それを正常な被動抵抗感という。理学療法士は患者の四肢の力を抜かせ、抵抗感が無い状態を作り、運動を行う。しかし、神経の病変や痛みなどで抵抗感がある場合に、それを異常被動抵抗感とする。

しては、学術的根拠である。診断を受けた患者であれば、その診断に特有の痛み情報がある。東洋医学のツボのように西洋医学でもモーターポイント[lxvi], 132)について研究されている。モーターポイントには筋の収縮の際に最も強く刺激を受けるために疲労が蓄積され、筋スパズム[lxvii], 133)が生じやすい。各筋におけるモーターポイントの理解で損傷がなくても痛みが起きやすい部位をあらかじめ予測することができる。整形外科的検査においても痛みが起きやすい動きの兆候を根拠として捉えられている。また、理学療法士は、動作を観察分析して、特定部位の痛みと動作の関連性を知っているため、例えば、患者の動作を含む歩行の観察によって、痛みの部位を推察できる。

　第2としては、理学療法士の指の感覚が鋭敏になることである。四肢を触診すると皮膚、脂肪、筋膜、筋肉、靱帯、関節包、骨など極端に深部でなければ触り分けられるようになる。また、各関節の動きを運動学に則って誘導する必要がある。特に脊柱の動きなどはミリ単位の可動域しかない。さらに脊柱には頭骨・頸椎・胸椎・腰椎・仙骨にわたり椎間関節が対になっており、合計で52の関節がある。その一つひとつをミリ単位で動かせるようになるためには数多くの症例の脊柱を触診する必要と長い練習期間が必要となる。その成果として指を通じて治療に欠かせない鋭敏な感覚が修得されると、患者の痛みに対する反応をより的確に掌握できるようになる。

　第3としては、己の痛み体験（体験的理解）である。第3章で述べた頸部痛のように、自身が痛みに苦しめられると患者への理解が深まる。また、普段のランニングやトレーニングで筋骨格を刺激し、苦痛を体験していることも患者の苦難への共感につながっている。

---

lxvi）運動神経の末梢がその支配する筋に進入する点のうち、経皮的電気刺激に対して最も鋭敏であり、一定量の刺激量でその筋が最も著明に収縮する部位のことをいう。
lxvii）筋スパズム（spasm）は筋攣縮とも言い、定義として「筋の痙攣が生じて筋内圧が上昇し、同時に血管のスパズムも生じて虚血が生じている状態」を言う。筋内圧の上昇により、筋内の血管が圧迫され虚血状態になると、そこから発痛物質が拡散し、痛みを生じる。

4　トラウマとサクセスストーリー

4－1　トラウマ

1節で魚の痛みについて触れ、生物学的に痛みを与えられると行動が変容すると述べた。その際に情動的影響も脳科学的に確認されている。そして、痛みを感じ、体験するにあたってヒトと他の動物との違いは、情動の主観的形態を苦痛、不快だと他者に伝える能力の有無であるとわかった。痛みによる情動の主観的形態の変化について、ヒトは言語や身体表現でマイナスな意味を伝えることができる。

理学療法士（医療者）が痛みの検査を通じて捉えるべきことは、言語表現、反応、影響であると述べた。この中で特に痛みによって起こる影響は、現存する事象あるいは今後起こるかもしれない心身の変調と活動の変化のことである。多くの場合、痛みによって活動が制限され、社会的参加のレベル低下を招く。このような事態は個人にとっても社会にとっても望ましいとは言えない。例えば、軽い頭痛が起きたとしても仕事や勉強の集中力を阻害することがある。ただし、痛みによって起きる影響は様々であり、個人の過去の体験によって左右される。

Ⅱ章6節「精神面における痛みの変化について（心身機能と個人因子の影響関係）」の中で、交通事故後に強い股関節痛を呈し、スタッフに強い怒りを表した症例について述べた。その症例は、対面交通の高速道路でトラックと正面衝突し、そのことが心的外傷後ストレス障害（筆者はDisorderを障害ではなく、変調が望ましいと考える）（Post Traumatic Stress Disorder：PTSD）となっていた。心身に強いストレスを与えられることによって、PTSDとなるのであるが、多くの場合、恐怖体験を強いストレスと感じている。

フロイトは『快感原則の彼岸』の中で、戦争からの帰還兵が悪夢にうなされる様子や痛ましい出来事を体験した人々が同じ運命をくり返す事実について述べている。現代ではこのようなケースをPTSDと呼ぶのだが、当時、フロイトは「トラウマ」[lxviii]という語を当て、それらを身体ではなく心に与えられた傷として理解していた。キャシー・カルースは、フロイトの考えを受け、心の傷

とは「時間、自我、世界に対する心的体験の中に生じた亀裂であり、あまりに早く、あまりに突然に体験してしまったので、何が起きたのかを十分に認識できず、それゆえ、意識に上がってこないもの」134)であり、その心の傷は、一度目の傷の後に浮かび上がるため「二重の傷」であると述べている。

　私達の日常の中でトラウマ（カルースによると「傷の中から叫ぶ声」）はどのようなときに植え付けられるのであろうか。フランスの精神科医であるジャン＝マルタン・シャルコーは、著名な神経症やヒステリーの研究者であり、後に精神分析学を構築したフロイトに大きな影響を与えた。シャルコーがヒステリーを研究している頃からその原因に幼少期の性的虐待に関係があり、それが後のトラウマの概念に発展していくと考えられていた[lxix]。現代、ヒステリーは解離性障害[lxx]に名前を変え、性的虐待だけではなく、いじめやネグレクト、人間関係のストレス、殺人や交通事故現場の目撃によるショックなどもその原因に含まれる。

　世界に目を向けると戦争に巻き込まれた子どもたちは重い心的トラウマを受けている。マルタン・モネスティエ著『児童虐待全書』によると1994年に起きたルワンダでの80万人の大虐殺に際して調査した人の75％が家族の殺人または虐殺に居合わせており、9歳から15歳の子供の56％が、子どもが殺人するところを見ており、そして、60％の子供が死ぬことは自分にとってたいしたことではないと回答している135)。そして「ほとんどの場合、戦禍の中の子どもたちは、慢性不安症、集中力欠如、言語障害、ときには完全な無言症、アイデンティティー喪失など、行動上の大きな課題を抱えている」136)と述べられている。

　現在（2016年11月）では過激派組織いわゆる「イスラム国（Islamic State：

---

lxviii) トラウマの本来の意味（英語・ドイツ語において）は外傷であり、事故で身体を損傷する場合に用いられる用語である。フロイトは現代におけるPTSDを「外傷後神経症」と診断し、その中のトラウマの語句が残ったため、現在でも精神的外傷という意味でトラウマが使用されている。
lxix)　ヒステリー研究の第一人者はシャルコーの同僚であるポール・ブリケであり、『ヒストリーの臨床と治療』（1859年）が信頼できる最初の科学的研究であると考えられている。
lxx)　アメリカ精神医学会の『精神障害の診断と統計マニュアル』（DSM-V）における精神疾患の分類のひとつである。

IS)」はイラク軍のモスル奪還作戦により劣勢な状況に立たされている。ISはイラク軍に対して少年兵による自爆攻撃をくり返している。これは10歳代の少年に爆弾を巻き付けて突入させる方法で、少年兵は成功しても失敗しても死を免れない。戦地にいない私達には、少年兵が自爆攻撃する順番がいつなのかを知らない恐怖と同時に、誇らしさを抱きながら生きている彼らの心情については理解し難い。戦いが終結し生き残った後、彼らは「二重の傷」である心的なトラウマに苦しめられるに違いないと思える。

トラウマは、戦争状態ではない平和な社会の中にも潜んでいる。日本のワイドショーなどでトラウマに関わる話題になるのは学校や会社でのいじめ、家庭内（もしくは外）での身体的・精神的な虐待と性的虐待であり、それらは大きなストレス要因となっている。昨今ではいじめや虐待は大変な社会の課題となっている。多くの場合、弱い立場にある人に他者（親、同級生、同僚、上司、恋人など）がストレスを与え続けることによって心身に傷を負う。数の上で多いとは言えないながら、いじめを理由に自殺する児童が後を絶たない。また、自殺に至らない場合でも強いストレス反応を起こし不登校になるケースが多い。

カルースによるとトラウマの中心には危機があり、その危機は「死ぬことの危機と、それと相関関係にある生きることの危機との間で揺れ動く語り」[137]（傍点原著者）であり、生死に関わる状況の耐えがたさを持ち続けることである。人間の本性として死を免れたいと考えるが、生きることにも危機を感じるとすれば、将来には希望もなく、悲観に苛まれて身動きがとれなくなる。

トラウマを体験するとその時の記憶がフラッシュバックする。トラウマ記憶は、「①無時間性・鮮明性（時間が経っても色褪せない）、②言葉にしがたい、③想起するときに苦痛な感情を伴うとの3つの特徴を持つ」[138]とされている。トラウマ記憶は、過去の出来事であるはずにもかかわらず、そのときのままに継続する。

性被害を専門に扱った精神科医である白川美也子の記述にあるトラウマ体験の例を紹介する。ある日突然、まったく予期せずに数人にレイプされ、その状況をビデオに記録された女性は「ちょっとした物音での驚愕反応、まぶしい光

を感じるだけでレイプ体験がよみがえる」[139]状態に陥った。誰にでも相談できず、また撮影された映像が販売されるのではないかとの恐怖感で外出できなくなった。精神科を受診しても詳細な体験は苦痛で話せずに、不眠症になって睡眠薬の処方を受けて服用するが効果が無い。少しでも眠れるように酒量が増え、このままではダメになると思い、白川医師の専門外来を受診した。

　この女性のケースは専門治療を受け回復した。しかし専門的な治療を受けられずにトラウマに苦しみ続け、危機を抱えたまま生きていかなくてはならない例があり、社会の中で苦しみ続けている人も多い。

　人生の危機を体験し苦悩する人々に対して必要なケアは多くの場合、苦悩する人自身のことばで物語ることである。ことばにしがたい危機の意識を誰かに話す。それは単に情報を共有するのではなく、他者という対象に語りかけつつ、己に語りかける行為である。もちろん、トラウマ記憶の文脈を整理し、面白おかしく伝えられるわけではない。時間をかけて、ゆっくりと危機の状況に立ち向かう勇気がいる作業であるが、個人の中に閉じ込めている物語[lxxi]を自らのことばで紡ぎ出し、その言葉に自ら耳を傾けていく。

　患者の語りと医療者との対話を重視するナラティブに基づいた医療（Narrative Based Medicine：NBM）という考え方がある。医療において主流な方法とは言えないものの、患者の身体面だけを診るのではなく精神面（活動面、社会面）を含み全人的に把握するために必要な考え方である。自己についての物語り（ナラティブ）についてホームズは3つの型があると説明する。①硬直した物語りに固着する型、②語られない体験によって圧倒されてしまう型、③トラウマによる痛みを包み込むための十分強力な物語りを見つけられない型である[140]。前記の女性は②と③を併せ持つような例に当てはまる。

　トラウマを体験するとそれを物語りとして紡ぎ上げるまでの過程が困難であるため、心の傷の治癒に長い時間がかかる。治癒までの時間、生きることの危機を持ち続けたまま苦悩する。一般的に人はまた、多くの場合、受苦する理由

---

lxxi）「物語」はストーリー、「物語り」はナラティブと使い分けている。つまり、物語りは物・語りの意味で使用する。

が明確でないため単純な物語りは形成されない。事件や事故、そして病いなど、おそってくる予期せぬ危機には理由が必要であり、その理由を如何にして引き受けるかが重要となってくる。トラウマがことばになれば、治癒の第一歩に立っている。意味を見つけるためにまずことばを探さなければならない。

　トラウマ体験をした人々がこのような状況になるのを理解するために、そのことを比喩的にわかりやすく説明した話を示す。

　2013年5月に京都大学で河合隼雄賞創設の記念として作家・村上春樹の公開インタビューが開催された。会場には500人分の席が用意されていたが、人気作家であるためチケットの入手は非常に困難であった。筆者は運良くチケットを手に入れインタビューを聞くことができた。

　村上春樹は河合隼雄との出会いを通して、人間の精神に深く入ることについて「家」をモチーフに話を進めた。村上春樹にとって人間の精神は2階建ての家をイメージしており、1階は人を招き入れるリビングで、2階は1人になる寝室であるという。それは外のパーソナリティと内のパーソナリティを有しているといった意味である。そして、ほとんどの人は内と外だけではなく、個人の経験を貯蔵するための地下室を持っており、そこに己の過去を収納して、必要に応じてそれを取りだして生活している。

　作家という職業はいつも地下室におり、その収納物を使って作品を書く。ただし、己の過去だけを題材にしても物語は深みを増すことはない。物語がより深化するために作家は地下2階へ続く隠し扉を見つけなくてはならない。村上春樹にとって地下2階とは人間の根がつながる普遍的な世界であり、個人を超えた物語につながっていると考えている。この考えと河合隼雄にとっての精神医学とは、精神の深い所に閉じ込められた人々をそこから這い出すための導きこそが治療であるとした理論が2人の対話の中で共有され、精神の根底は個人のみならず集団と普遍的につながっていると理解し合えたとのことである。

　作家として地下2階に踏み入れることができれば、泉のように何かがわき出るところに行き着き、物語が創出できる。天才と言われる作家は泉にたどり着く道筋を知っており、たくさんの普遍的物語を書けるが、村上春樹にとってその泉を探す作業がいつも困難であり、苦痛である。しかし、必ず泉はあると信

じ、勇気を持って地下2階に降りる作業をくり返しているとインタビュアーの質問に回答していた。

　地下2階の比喩はユング心理学の根底概念である集合的無意識を指している。これは、集団や民族、人類の心に普遍的に存在しているものであり、「元型」として存在している。元型とは人類の（精神）中で受け継がれてきたイメージパターンである。人類に共通する「何か」の存在を通して人は他者と対話して理解できると考えられている。村上春樹にとって泉とは、人類共通の何かを見つけることであり、トラウマを持つ人にとってはその場所がいったい何処なのかわからない状態になっている。

　トラウマを持つ人々は、意識的に地下2階に降りているわけではないため、自己自身の居場所がわからず、地下2階から上がる階段や扉が見つからず、もがき苦しんでいる。地下1階に上がれないため、1階にも2階にも戻れず、社会的な営みに大きな不具合を起こす。自己と他者、自己と社会、そして何よりも自己自身の中に仕切りがわからなくなったためにことばを失っている。フロイトの理論であれば自由連想法を、ユングであれば箱庭療法や夢分析を使う。現代では眼球運動による脱感作と再処理法（Eye Movement Desensitization and Reprocessing：EMDR）[lxxii]が有名である。どのような方法であれ「「物語」の最大の機能は「つなぐこと」であり、人生における諸事情に「意味のある関連性を構築する」ことにある」ため、まず、「物語を語る力の回復」が重要である[141]。

　日々の生活の中で強いショックを受け、トラウマといえるほどの状態にならなくても、悲しみに暮れることや立ち直れないと思えるような事態は誰にでも起こりえる。例えば、近親者や友人（現代ではペットも含まれるだろう）の病気や死別、そして、自己自身の病気とそこからの死へのつながりは人生における重大な悩みとなる。死に直接関わる疾病や損傷は生きることへの危機をはらんでおり、いつかその時が訪れるとわかっているが、なぜ、今、私の順番であ

---

lxxii）1989年に米国の臨床心理士フランシーン・シャピロによって発表された心理療法であり、過去の辛い経験を、眼球を左右交互に動かしながら思い出すことによって苦痛を和らげることができるという治療法である。

るのかの理由を知りたいと思う。

　シャロン・キャメロン著『*Beautiful work*』[142]の中で、痛みに苦しみ、その理由が明確ではない例は、「物語がないことからの渇望（hunger for storylessness）」として物語の無い痛みに苦しみ、そこに理由を探し、もがき、語れないことを付け加えて苦痛が増すと説明されている。たとえ、その理由に正しい根拠が示されなくても、腑に落ちた理解により苦痛が軽減することもある。

4－2　サクセスストーリー

　一般的に損傷の程度に痛みの程度は比例するように考えられ、生物学的に痛みは身体における危険信号であるため、組織損傷が回復するにつれてその発生は弱まりいずれなくなると信じられている。しかし、痛みの解釈は個人の体験に左右されるため身体的な理由のみで説明することはできない。例えば骨折の治癒過程の中で痛みは必ずしも損傷の程度に関係があるとは言えない。微少な骨折であっても、損傷時から痛みが緩和しないままの状態で期間が長く経てば骨癒合自体は進むが、生物学的には、骨刺激による痛みが失われ、理由無く残存する痛みに悩まされる例を臨床場面で散見する。

　患者は常識的に（骨折の）治癒過程の物語を予測していたが、そのように進まないときに何らかの不都合なことが起きているかもしれないと不安になる。治癒経過が遅れる理由には様々な因子（年齢、損傷の発生機序、合併症など）が絡み、医療者であってもすべてを説明できるとは限らない。現代では鎮痛剤の発達によって痛みは緩和して当たり前の症状であると考えられており、残存する場合には致命的な病態が生じているのではないかと疑いを持たれ、その不安を医療者に語ることができずに塞ぎ込む患者もいる。

　情動の中心は痛みから賦活された不安であるため、活動に際して過敏な反応となり、それが制限される。そして生活範囲が狭小化し、コミュニティ活動への参加制約も生じる。当人は、予測もしなかった事態に戸惑い、生活苦労なのか痛みへの苦悩なのかの判別もできなくなってくる。これは前述のホームズの分類で①硬直した物語りに固着するケースと考えられる。

筆者は以前にナラティブが複雑化し、治療に難渋するケースの対応について「〈書評〉Success Stories : Narrative, Pain, and the Limits of Storylessness サクセスストーリーズ　ナラティブ，痛み，そして，物語がないことの限界」[143]のなかで解説をしたことがある。その対応について簡単に再度解説する。

自己が自己であり続けるためには、安定した身体と精神が必要である。それは痛みのない生活が望ましいことに等しい。痛みには不快感（suffering）が伴い、それにより「自己保全の脅威（threat to the integrity of the self）」を引き起こす。この脅威には個人差があり、うっとうしく感じる人もいれば、生命予後を気にする人もいる。いずれにせよ、症状の残存は望ましくない。さらに、その痛みの理由が不明で、物語がない（storylessness）場合には苦しみが増す。痛みの物語は理由なしの状態で硬直するし、現状にもがき苦しむことになる。

理由無き痛みの物語に対して「サクセスストーリー」を提供することが有効なアプローチとなる。サクセスストーリーとは、痛みを緩和して状況が好転するという物語である。そのために、治療者は、サクセスストーリーデータ（治療の成功例など）を蓄積し、患者に対して「逸話（anecdote）」をその都度提供することが治療自体になるとした考え方である。逸話は単なる医学的数値（疫学的エビデンス）ではなく治癒の過程の理解であり、成功の物語である。また、医療者が一方的に作り上げた物語を提供するのではなく、物語を失っている患者が自らのことばとして語る状態に導くのである。筆者は、その重要性について〈書評〉の中で述べている。

サクセスストーリーの例としてⅢ章で述べた症例について考察する。交通事故後の頸椎症症例であるＨさんは理学療法士にナラティブを受け取ってもらえず、硬直した物語りに固着せざるを得なかった。どうにかして物語りを作り出そうとしている最中に、理学療法士から症状が「堂々巡り」と言われ、強い精神的ショックを受けていた。本来ならばサクセスストーリーを提供する役割である理学療法士から、治らないのは患者の問題だと間違った意味を植え付けられた。身体的症状だけではなく、精神的にも衝撃が突き抜けたであろう。

逆に腕を引っ張られたことにより頸部から上肢にかけてしびれと痛みに苦し

んだNさん（Ⅲ章5節参照）は必死に物語を探し続け、必ず良くなると信じて努力していた。おそらく何度も痛みやしびれで治療を諦めかけたときに適切な治療と語れる場、治療者の治療経験からのサクセスストーリーを得て症状は緩和し、仕事に復帰できた。症状と治らない物語から解放された結果、生活の中に「感動を取り戻した」のであった。

今になって考えれば、明らかにNさんの治療の方が難しく、症状緩和を望めない可能性が高かった。逆にHさんには適切に治療し、症状が徐々に緩和する中で、退院し仕事に復帰できるサクセスストーリーを提供できたはずである。

患者が抱える不安の解消に必要な治療は寛解によって起きる状況の好転である。現代医療の万能感が神話のように信じられ、病いは治って当たり前のように考えられている。薬や手術など明らかに症状を変化させる治療もあるが、慢性的な症状に折り合いをつけて生活しなければならない場合もある。また、患者自身が身体を鍛え、症状に対して自身の努力で治癒させる必要もある。治療とは医療者が一方的に専門的知識と技術を提供するのではなく、患者と協働して症状や機能不全に対抗する手段である。患者には治療を受ける権利と同時に治療に参加する責任がある。その患者の責任を明確にしつつ、「治る」方向に導くことこそが医療者の責任である。

インフォームドコンセント（説明と同意）の概念が広まる前の日本の医療[lxxiii]は患者に対して診断名や予後を告知せずにいた。胃がんで予後が悪くとも診断は胃潰瘍と患者に伝え、いずれ良くなると説明し、病状が進行し衰弱していく患者を目にしても、最後まで事実は伝えずにいたという。予後不良であっても悪い病気ではないと理解させ、架空のサクセスストーリーを提供していたことになる。病いは治癒せずに余命は長くないとわかっても、患者が受ける精神的なショックを危惧して医療者の総意として真実は伝えなかった。その根底には医療が発達する中、どのような病いでも治る可能性があると患者は信じ、過剰な期待に医療者は戸惑いがあったと考えられる。科学的臨床データも蓄積され

[lxxiii] 1997年に医療法が改正され「説明と同意」を行う義務が、法律として明文化される以前の日本の医療を指す。

ていない頃lxxiv)、医療者たちも患者同様に正確な予後はわかっていなかった。

　ある医師のインタビュー記事の中で、「患者に嘘をついていることが苦しかった。現代はインフォームドコンセントとして真実を伝えられるため、医師にとって嘘を言わなくて良いため、精神的に重荷を抱えなくてよくなった」と答えていた。正確な情報を伝えられなかった頃、医療者は「真実を語れない」という社会的要請に苦悩していた。

　アーサー・クラインマンは、『病いの語り』日本語版への序文144)の中で、ナラティブを分析する際の枠組みについて、三角形の各辺を「個人的経験」「集合的経験」「文化的表象」に分けて解説している。その中でポストモダン以降に「個人的経験こそが病いとケアの中心的要素であると思うように仕向けられている」とし、「個人的経験がいかに集合的経験や文化的表象との相互作用によって形作られるかということは見落としがちである」と指摘する。現代の私達を取り巻く病いとその経験は時代や文化、生活を構成しているあらゆる要素と硬く結びついている。個人的経験は集団や文化的背景の中で、集合的に、そして都合に合わせて身についている。そのため治療の際に患者に提供する物語りは個人の経験だけに目を向けるのではなく、集団的かつ文化的なサクセスストーリーである必要がある。

4−3　個人的経験、集合的経験、文化的表象

　個人的経験と集合的経験の影響関係は20世紀から21世紀にかけて密接になっている。特にラジオやテレビメディアがコンテンツを通して集合的経験に大きな影響を与えてきた。しかし、これらのメディアは双方向性が低く、民衆の意見は偏って収集され、政治や経済の影響を受けた状態で放送されている。個人の意見が大きく反映されるようになったのは、インターネットが登場してからである。現代ではインターネットを通して個人の意見を世界中に届けられるようになり、時には大手メディアよりも強い影響力を生む。

　インターネットを介して発信した意見はデータベースに残り発信後も検索さ

---

lxxiv) EBMは1992年に米国で提唱され、日本には1990年代の後半にその必要性が定着した。

れるようになる。また、特別な発信をしなくてもネット閲覧の履歴や検索履歴が自動に集約され、世の中の傾向を示すデータとして扱われる。蓄積された膨大なデータは「ビッグデータ」と呼ばれ、市販のコンピュータやデータベースソフトウェアでは計算ができない量であり、解析の際には専門的なソフトとハードが必要となる。ここ数年、科学研究者や政府、民間企業は多額の費用をかけてこのビッグデータ分析を行っている。

例えば、インフルエンザの流行と深刻さの予測はGoogle検索のトレンド（Google Flu Trends）を追った方が米国疾病センターのデータよりも2週間早く予測できると2015年に発表された[lxxv), 145]。この方法はまだ完全ではなく批判はあるが、市民がインフルエンザという語を検索する時期や地域から傾向を解析でき、より早い対策を行うことができると考えられており、時間と費用の削減が可能となり注目の方法とされている。

現代において、人々の関心はインターネットを介して集約されている。その集約されたデータと個人の検索・閲覧データを統合させ、個人の好みや購買傾向を予測し個人アカウント別に広告を表示させる。本来であれば、私達は欲しい商品を買っているはずなのであるが集合の傾向と個人の傾向を計算され、欲しいと思わされて商品を買っていることがある。個人の指向は見えないところで操作され、影響を受け、知らないうちに意思となっている。この操作は誰かがやっているのではなく、個別の存在であるはずの個人が高度なネットワーク社会の中で集合的意思となり、そのデータを集合体として読み込んだプログラムが自動的に行っている。

食事は人間を生かすために重要な欲求であり、活動である。都市部であれば世界中の料理を食べることができ、飲食店を探す際にはインターネットの情報から店の雰囲気や料理の写真を事前に確認できる。「口コミ」と呼ばれるネット情報で人気の高い料理を店主ではなく、不特定の消費者側からの意見として得られる。飲食店は評価基準のない評価点を勝手につけられ、ランキングされ

---

lxxv) 米カリフォルニア大学サンディエゴ校のマイケル・デビッドソン氏らの研究グループが、サイエンティフィック・リポーツ誌で2015年1月29日に報告している。

る。「おいしい・まずい」といった味の評価と店の雰囲気、サービスの良さを主観的な点数で表現され、高得点であれば客足が伸びる。また、ネガティブな情報も口コミの中にはあり、ひどい場合は閉店に追い込まれるほどの影響力を持つ。

　本来、味覚は個人の経験に影響を受ける。また、舌の塩味感受性の生物的個体差は大きく、味の善し悪しの一定化は難しい。しかし事前情報として点数が高い料理屋は食べる前から「おいしい」と決められており、食事の際にその影響を受ける。つまり、味覚もすべてではないにしろ情報に操られている可能性が高い。

　痛み感覚は文化的な影響を受けていることが有名である。痛みの閾値の差に関しては古い研究であるものの興味深い結果が示されている。特に前述のメルザックらの『痛みへの挑戦』[146]には、以下の実験とその結果に基づいた考察が述べられている。

　実験方法は電気ショックや輻射熱のような刺激を皮膚の狭い範囲に与え、強さを増していき、感覚閾値を綿密に測定するものであり、4種類の閾値を測定している。(a) 感覚閾値（または低い閾値）- ひりひりする感じあるいは温かい感じがはじめて起こる最低の刺激強度、(b) 痛み感覚閾値 - 刺激が痛いと感じられると被験者が述べる最低の刺激強度、(c) 痛みの許容閾値 - 被験者が手を引っ込めるとか、刺激をとめてほしいと要求する最低の刺激強度、(d) 鼓舞された状況における許容閾値、である。

　スターンバックとトゥルスキ（1965）はこの4種類の刺激を、4種類の民族（イタリア系、ユダヤ系、アイルランド系、アメリカ先住民）に属するアメリカ生まれの女性を被験者として、電気刺激を用いて感覚閾値を綿密に測定した。その結果、(a) の検知される感覚を引き起こした電気ショックの最低強度は、4民族の間で差はなかった[147]。この結果から、一定の臨界レベルの入力は常に感覚を引き起こすことがわかる。

　しかし、(b) の感覚閾値については、社会の文化的背景が強い影響を及ぼしていることがわかった。ハーディ・ウルフとグッデル（1952）の例では、地中海地域出身の人が痛いと感じる強さの輻射熱を、北ヨーロッパの人達は暖か

いと感じるに過ぎないと述べている[148]。

　文化的素地による相違が最も顕著に認められるのは、(c)の痛みの許容範囲であった。実験者がどのように激励しても被験者がそれ以上は我慢できないという強度は、少なくとも部分的には人種と関係がある。イタリア系は、アメリカ先住民やユダヤ系の女性よりも電気ショックに対する許容閾値は低い。痛みの許容度に見られるこれらの相違には、人種によって痛みに対する態度が異なっていることが反映していると思われる[lxxvi]。

　日本人の痛みを評価する上での男女差に関してファイザー株式会社が2015年にインターネット調査[149]を行っている。その調査の結果、長く続く痛みの対処法として、男性は「我慢」、女性は「くすり」であり、また、痛みを周囲に伝えるコミュニケーション方法にも男女差があるとの調査結果となった。その調査結果に対する指定コメントとして、作家・心理カウンセラーの五百田達成は「一般に男性はプライドや体裁を重視し、自分の弱みやプライベートを知られたくないと思う一方で、女性は共感されたいという欲求があるため、個人的な情報も積極的に共有する。この違いが今回の結果に反映されたのではないか」と解説している。この調査の結果は男女差のみならず、古来より日本の中で、我慢が美徳として教育されている「男らしさ」の表現と捉えるだろう。

　痛み感覚は文化的影響を受けるため、その治療方法も異なることが示唆される。痛み治療に関するテキストには具体的な方法は示されていないものの、各文化を否定することなく治療に当たることが望ましいと記載されてある[150]。日本はヨーロッパや米国のように人種や文化が多様ではないため、様々な文化を受け入れつつ、治療に当たるといった考え方は主流ではないが、痛み発生の背景因子の調査や問診が重要であると言える。

　痛みは個人的経験・集合的経験・文化的背景の影響関係の中を循環しながら最終的に個人の経験として感覚される。個人の一生の中で、強烈かつ持続的な

---

lxxvi) これらの実験では痛みの許容量と閾値について診ており、主観的情動レベルなどを考慮してはいないため、現代では必ずしも重要視されるデータではないが、傾向としてその可能性を考える際に使用可能である。

痛みを体験することは少なく、毎日の中ですぐに消えてなくなり思い出すこともない感覚として存在していることが多い。ただし、不快である主観的情動が、「もしも大きな事故に遭ってしまい脚を切断してしまった場合」などを考え、想像によって痛みの程度や質を増幅させる。そして、痛みは身体の損傷による生活の不具合から、個人における最後である死を連想させる。死は個人の実存を脅かす事態であり、恐怖の感情を賦活させる。それは、事故や戦争、病いなどの情報をメディアから取り入れ、集合的経験や文化的表象の中での個人の体験を重ね合わせた結果である。

古代ローマでは「メメント・モリ（死を思え）」、山本常朝・田代陣基によって書かれた江戸時代中期『葉隠』(1716年頃) には「武士道とは死ぬことに見つけたり」と記載されてある。全ての人間の存在の根底には「どうせ死ぬことはわかっている」とのニヒリズムがある。そして、死の連想は集合的意識かつ文化的実証の結果としてそれを包む大きな恐怖となる。ただし、これらを読むにあたって重要な解釈は死を美化するのではなく、死を意識することで生を際立たせるのである。

精神医学者ヴィクトル・フランクルはラテン語で「賢い人間」を指す語であるホモ・サピエンスになぞらえてホモ・パティエンス（苦悩する人間・受苦的人間）と表現した。フランクルは、なぜ人間は苦悩し続けるのかと問い続け、「事物は、犠牲にされる価値がある」とし、犠牲になることの価値を正面から受け止めることで人間の生き方が生まれると考えている。これはナチスの強制収容所で人間として最悪の生活を経験し苦悩したフランクルが出した答えであり、極端な考え方であるかとも思えるが人間としての究極のあり方とも受け取れる。

フランスの哲学者・作家ジョルジュ・バタイユは『エロティシズム』(1957年) の冒頭で「エロティシズムとは、死におけるまで生を称えること」[151]だとしている。私達人間全体の痛みに対して抵抗し続けようとする集合的かつ文化的存在は、たとえ、「私」としての存在は何かの犠牲であろうとも価値があるからこそ生きていられる、と逆説的に個人としてこの世に生きる事実を称える存在証明への挑戦であると主張する。

5　痛みの存在意義

　本書の最終的な結論を本節で述べる。その前に、これまで導いた考察について一度確認しておきたい。

　まず、本書の問いは「痛みはなぜ存在するのか」であった。その存在とは「あること」を指しており、痛みが自己自身の心身を苦しめるという生体防御機能を超えたあり方である。痛みは人間以外の動物にもあり、危険を知らせ、また、回避するために機能的役割を果たしている。また、痛み刺激によって身体が屈曲し、暴れたりする様子を見て、他の動物にも苦しみがあると観察される。ただし、人間が覚えるような恐怖や不安などと同様の苦しみであるかの確認は、主観的情動の有無を科学的に検証できていないため不明とされている。主観的情動は記憶や言語との関係があり、己の痛みを誰かに伝えることによってどのような影響を与えられたのか確認できる。そのことから、人間における苦しみを呼び起こす要因は個人の経験を主体とした主観的情動が影響を及ぼす不快感であると考えられる。

　生物学的に観察すれば痛みは脳が作り出す知覚の一つである。脳で認知される経路の連絡を鎮痛剤で抑制すれば理論上、痛みを感じないはずだが、鎮痛効果の少ない症例を臨床で散見されるのはなぜだろうか。痛みは器質的損傷によってだけではなく、精神的変調によっても起こりうるが、いずれにせよ効果はあるはずである。多くの鎮痛剤や治療を試しても症状が緩和しない理由は痛みの認知に不快感が影響しているからである。痛みと不快感はコインの裏表のような関係であり、どちらも同時にあり、一方が見えている、もしくは見えていない状況にすぎない。

　本書では快とは心身の緊張と弛緩を繰り返す興奮の中で知的好奇心に筋の通った回答を導くことであると考察した。その意味で不快とは緊張と弛緩の繰り返しの中で回答の得られない状況である。不快感とは必ずしも身体の気分不良ではなく、理由がわからないといった困惑の中にもある。特に物語りのない痛みは心身への影響が大きく苦悩が深くなる。痛みの物語りは集合や文化などの影響を受け、個人経験となる。そのため、個人だけで抱え込むのではなく他

者と言語的に共有することから解消に導かれる可能性を秘めている。

　そして、痛みに対抗して生きていく私達の営みは生の価値を見いだし、生き続けることへの証明であるとの考えに至った。

　人間として身体を持ち、生を受け、この世界に存在する私達は現在という歴史的時間軸の中で間違いなく死に向かって進んでいる。自己の存在は生きて「いる」時間より生きて「いない」時間の方が比較できないくらい長い。そして、この時間的世界を基準に考えれば、自己存在は、いないことが必然であり、いることは偶然に過ぎない。この世界にいる理由は誰も知ることがなく、生まれてすぐにではなく2～3歳の頃に世界への認識が記憶され自己の中だけで再現できるようになる。「私」という認識の生まれる瞬間は定かではないが、記憶の再現と他者とのコミュニケーションによって世界の中に「私」が存立する。

　理由不明の因果の中、私達は自己自身を感覚し、身体を使って運動している。自己身体は、精神が世界を記憶する以前から、感覚しその情報を元に行為している。親の庇護が必要である期間であっても食物を得るために泣くなど行動している。その理由は自己身体をこの世界の中に保持し、生きるためである。身体は生を受けてから死ぬまで生きるために行為し続ける。

　生き続けるためは様々な危険を避け、また乗り越えなくてはならず、そのために何が危険なもの・ことであるかを身体は学習しなければならない。損傷される（それに近い）刺激が身体に入ると、非常に早い神経反射で四肢を屈曲させ、危険から身を遠ざける。痛みは他の感覚と違い、情報を脳に送り、感覚統合の結果として行為に至るだけではなく、脊髄からの指令で身体の運動を起こさせる。この作用は痛みだけの特徴であり、痛みが痛みとして特殊に感覚される重要なあり方である。

　痛み刺激を受けることによって四肢が屈曲することは、痛みの感覚神経が脊髄レベルでシナプス[lxxvii]する運動神経に筋の収縮命令を送る反射である。刺

[lxxvii] シナプス（synapse）とは、神経細胞間あるいは筋線維、神経細胞と他種細胞間に形成され、シグナル伝達などの神経活動に関わる接合部位とその構造をいう。

激に対して運動することは人間だけではなく、原虫が刺激に対してからだを丸め、身を守る反射と同じで、進化の中、このシステムを手放さずに、生きるために採用し続けている。そして、四肢の運動と同時に損傷組織は侵害受容器の情報を脳に送る。

　刺激は身体の中で生理学的に変換、伝導、伝達、修飾、知覚（感覚）、認知のプロセスをたどり人間は痛みとして感じている。この中の修飾（modulation）は例えば興奮状態には痛みを感じにくい、気分が落ち込んでいるときには痛みをいつも以上に不快に感じると言った認知的側面に影響する。上行性神経である脊髄視床路の内側系として大脳辺縁系にある前帯状回、扁桃体を通る際に修飾され情動的に痛みを不快感として認知させる。また外側系は体性感覚野に入り、痛みの場所と程度を知覚（感覚）する。このようなプロセスを通して痛みは不快感を使って身体を教育し、精神は痛みに関係する可能性のあるもの・ことから遠ざかるように学習している。

　痛みは身体にとって進化の過程で精錬させていった重要な装置（device）であることは間違いない。痛みという装置は情動に影響を与え、行動変容に至る操作により生物として長く生き延びる目的を十分に満たしている。痛みはなぜ不快なのかと問うのではなく、危険から身を守るために痛みは身体にとって不快というマイナスなあり方でなければならなかった。痛みは嫌われ、疎まれる感覚であるからこそ、危険を経験から予測し遠ざかることができる。痛みの役割によって人間は環境に対し適応力の高い種として存続し、偶然にも世界にいる「私という個」を保ち続けている。

　環境内に存続することにより、個の存在は必然性を帯びてくる。生まれてすぐに犠牲になれば、環境内存在としての個の認識は育たない。環境内に存続するとよりよく生き抜くために他者を通して個は確認され、偶然であるはずの個の存在に自己同一性が芽生え他者に関わる意味が生まれる。それがお互いに起きることにより社会が形成され、その営みの中に個として「いる」後天的な必然性が生まれる。

　他者とのコミュニケーションの中に痛みは日常的にことばとして現れる。ほぼ全ての人が痛みを経験しているが、生きている間中、常に痛んでいる状態に

陥ることは希であり、病いや事故によって痛む可能性を意識している。かつて痛んだ苦しみやその影響を憶えており、活動の量や質の低下によって起こりうる生活への影響を予測し不安を惹起する。社会において痛みは個の存在を脅かすのではなく、役割を果たせなくなる可能性の示唆となる。痛みは他者と言語的に共有された不快感であるため、社会での役割や生活への影響を理解し合える。痛みの存在は社会を円滑に動かすためにコミュニケーションとしての働きを有している。

　しかし、現代医療において痛みは重要な克服課題として考えられており、脳によって認知される不快感であるため、そこまでの経路を化学的に操作される。病いや損傷に視線を向けながらも不快な痛みを感覚させないような挑戦を続けている。社会での役割を果たすためにすぐにでも復帰できることは個としても社会としても望ましいのだが、身体は十分に環境適応できずに苦しめられる。

　痛みは危険を避ける働きを持っているものの、身体を鍛えはしない。身体は負荷に抗しなければ鍛えられず、痛みは負荷ではない。つまり、痛みを避ける目的から身体は鍛えられる。痛むときに緩和し身体を休めること、痛みを避けるために身体を鍛えることと痛みを除去することは異なる。外科的手術における麻酔は身体内部に侵入するための特殊な操作であり、また死を目前にした緩和ケアは限界に至る身体を保つ処置であり、これらは医療の革命的な発明である。しかし、生きようとする身体の未来に痛みからの働きかけが必要である。

　では、本論が追ってきた痛みとは何であろうか。その答えとしてここまで述べてきた考えから

　　　痛みとは、身体が生きることを求めようとする心身への不快な働きかけ

であると結論づける。私達は生きるために不快感というマイナスなあり方でなければならない意義を持つ。

　人間は身体・精神・社会的・スピリチュアルの痛みを覚えるとされる。いずれも個としての私が生きようとするから痛むのである。人間として、生物とし

て、生命として生き続けるために私達は痛みを必要としているのである。

6 Ⅴの結語

　痛みは不快を前提として感覚的・情動的経験であるため、人類にとって嫌われた存在であり、痛むことは心身にとってマイナスな出来事であると考えていた。しかし、痛みを幅広く概観していくと身体は生きようとしていることがわかってきた。これは当たり前にように思えるが、精神は身体をよりよく生かすために進化した機能であり、身体なくして精神の存在は規定できない。そして、身体は死なないように食べ、呼吸し、排泄し生きている。

　私達は不快感を通して痛みの機能を強化し、死なないように生きている。また、痛みの機能的強化だけではなく、人は物語的理解の中で納得できる意味を欲している。筋の通った思考に至らなければ痛みの不快感は身体的不快に付け加えて、物語りがまとまらないという不快に陥る。

　そのように考えることにより、本章で痛みの存在意義についての結論に達した。たどり着いた答えは、「痛みとは、身体が生きることを求めようとする心身への不快な働きかけ」である。身体が生きようとする意思を、痛みが根底から支えている。身体が生きようとするのは、人間として生きようとしていると言い換えることもできるだろう。私達はこの世界の中で生きていこうとしている。

Ⅵ 終　章

　筆者は理学療法学を学び始めて21年経過し（現在39歳であるため）人生の半分以上を理学療法学に触れ、それがアイデンティティーや生活全般に大きく影響を及ぼしており、他者を見るとすぐに動きを分析し、また己の身体の動きをバイオメカニクス的に捉え、効率の良い動きを模索してしまう。このような思考が半ば自動的に動き出す。また、痛みのあり方について疑問を持ち始めて15年以上経過し、ライフワークとして痛みの存在意義の探求とその治療について考え続けている。痛みの治療など、理学療法士の専門的技能に自信を持ち、患者の痛みについて包括的に捉えることができるようになってきた。単純に症状として痛みを捉えるのではなく、その存在意義を概観し、痛みについて説明できるようになってきた。本書は、それらの理解の説明である。

　理学療法学は医学の周辺学問であるため、痛みを症状と捉え、緩和することが第一目的となる。患者は痛みによる生活への影響に恐怖を覚えるため、緩和して欲しいと願い、その方法を模索することが理学療法士の重要な業務である。しかし、臨床では対応できない痛みや苦悩に対して無力であることも多く経験する。この理学療法士としての無力感を克服するための手段はあるのだろうかと模索する中で、筆者は目の前の事象を捉えるための方法として哲学的思考を選択した。

　本書の副題は「臨床哲学と理学療法学の視座」である。序章5節で「経験と観察を積み重ねた物語的主観、科学的根拠と観察による仮説から治療する理学療法学、事象を論理的に捉えことばで理解する哲学、これら3つの理解からの

三点観測が筆者にとっての臨床哲学である」と述べた。本書では個人が持ちうる「個」の痛みと集合的かつ文化的表象としての「場」の痛みのことばを読み、それを理解しようと試みた。自己と他者をつなぐことばで、自己の深淵にあることばで、痛みのあり方について応答した。痛みは感覚的・情動的経験であるため、説明するには多くの次元を必要とする。3点の理解の境界を往還しながら臨床の知として考えることで、臨床哲学と理学療法学が対話し、応答できたのではないだろうか。

　痛みについて考えはじめた当初、著者にとって痛みは忌み嫌う感覚でありなくなるべきであると考えていた。経験が浅い理学療法士の頃、痛みは診療の妨げになり、患者の主訴としての症状を緩和できないことが強い心的ストレスであった。痛みの治療ができない時が続くと患者の我慢が足りないと己の診療レベルの低さを認めないでいた。いざ自身で強い痛みを経験すると苦痛には耐えられずに医療者に助けを求めた。痛みと苦しみを別に考えており、患者に対する理解がないまま診療していたことを恥じた。そして、己の苦痛を望むように緩和してくれる人にはなかなか出会えず、苦悩した。
　頸椎症になる前は、「昔取った杵柄」があると思い、10代の頃の体力が持続していると信じていた。身体はいつまでも健康で、死にはほど遠いと根拠のない自信を持っていた。そのような頃に、痛みの持続で気持ちは落胆し、生活の活動量は減り、身体が弱くなっていることを気付かせてくれた。ふと身体の弱化は死にゆく過程であると感じたため、トレーニングを開始した。
　トレーニングの開始当初、3km程度のランニングで心肺が音を上げ、スタート地点に戻ったときにはもう走りたくないと感じた。ただし、学生と一緒に走っていたので教職員として「格好つけて」大丈夫な振りをした。そこからしばらく「格好つけ」続けていると身体がイメージ通りに動き始めた。身体は鍛えると変化する、この事実を「身をもって」体験できた。トレーニングの成果は機能的変化だけではなく、形態的変化が起こり始めると精神的高揚感に包まれ、それは運動する苦しさより楽しさが増す瞬間の到来だった。
　例えば、正月休みで長い期間トレーニングを休むと身体が弱くなっているの

ではないかと不安になり、突然腕立て伏せや腹筋運動をはじめる。これは強さへの憧れと弱さへの不安のあらわれであり、憧れの達成と不安の解消のために運動することが増えた。並行して食事や休息の質にも目を向け、健康であると実感できる身体作りを心がけるようになった。このトレーニングの習慣は、おそらく特別な事態に遭遇しない限り死ぬまで継続するであろう。

　健康である実感は喜びであるのだが、対照的に死への不安を呼び起こす。その根底に人間はいつか必ず死ぬという運命と老化により身体は弱化するという宿命を受け入れなければならない、という決定事項がある。年齢を重ねる度にできなくなる活動は増えるが、それはできなくなってから気づき、一旦失われた能力を取り戻すためには維持するよりも時間や労力がかかる。能力を失う怖さは受け入れがたいが、どこかで折り合いをつけなくてはならない。生活活動能力を保つ唯一の方法がトレーニングであると専門的な知識を通じて信じており、「死におけるまで生を称える」といエロティシズムの実践である。つまり、自己への配慮であり、何事にも代えがたい喜びなのである。

　筆者にとって人生に影響を及ぼすような痛みは、今となって必要な経験であった。耐えがたく眠りに影響し、朝から苛つくような日々もあり、活動能力の低下を受け入れなければならないと諦めかけたが、どうにか克服できたことにより、痛みは何かを教えようとしてくれていると考えるようになった。痛みは姿勢が悪かった、食べ合わせが悪かったなど、普段の行動についてフィードバックを与えてくれる。少々厳しい在り方であるが、できるだけ素直にその状況に耳を傾けると痛みは決して苦しみを与えるだけの存在ではないと気付く。

　痛みを経験し、克服した後、診療を続ける理学療法士として、症例の痛みの対応策の指導は比較的うまくいくようになった。まず、痛む場所を触診して、感じてもらう。そして、患者へのトレーニング指導を通してサクセスストーリーの理解につなぐ。患者には根気強さと信じることを要求する。理学療法士にはそれを理解してもらうための説明能力が必要である。

　かつて、人工股関節形成術の予約をしていた独居の高齢者に、目立った筋の萎縮を改善できれば痛みが取れる可能性を示唆した。本人は半信半疑であった

が、「入院している間、飼い猫はどうなるのですか」と何気なく聞いてみた。すると、急に考え込み、「猫を放っておけない」と、そこから1か月ほどトレーニングに励んでくれた。階段昇降や長距離歩行が痛みによりできなかったその症例の痛みは軽くなり、手術予約をキャンセルした。関節の変形があるため、痛みがまったくない状態にはできないものの、日常生活に影響を及ぼさない程度に緩和できていた。自分のためだけではなく、誰かのための自分であると考えた人はトレーニングを受け入れてくれる。

また、別の症例では診療開始当初、股関節と膝の痛みで1,000歩程度しか歩けず困り果てていた。まだ70歳だからたくさんしたいことがあると訴えていた。痛む部位への徒手療法とトレーニング指導を2週間に一度の頻度で治療し、半年後には10,000歩の移動が可能になった。しかし、患者は「10,000歩で痛みが出る、これだと遠方の旅行に行けない」との訴えがあった。本人は症状の回復にあまり気付いておらず、若かりし頃の自分を基準に考えるようになったようだった。開始当初は1,000歩だったことを伝えるとハッと何かに気付いたようで恥ずかしそうに、「人間は欲深いものですね」と言い、筆者も回復状況に了解したのだと気づき二人で笑った。その後すぐに、主訴が痛みではなくなったため理学療法の終了となった。このエピソードを通して、痛みは不快であるが、痛みを起こすだけではなく身体の強化に大きく寄与していることがわかった。

自己と他者の身体はまったく別の存在である。他者の痛みは感じられない上に、訴えがない限りわからない。しかし、痛みを嫌い、克服したいと思う共通点がある。この共通点は当たり前のようであるが、信じられていないためか、痛む人を見て見ぬ振りする医療者も多い。痛む人は今の痛みだけではなく、未来に影響する痛みを恐れている。それを知るために大切なのは緩和だけではなく、克服への希望に気付くことである。

快を求め、苦しみを避ける方向へと突き進む現代社会について森岡正博は『無痛文明論』(2003年)[152]の中で、「身体の欲望」と「生命のよろこび」の違いを説明しつつ批判した。確かに、現代社会は痛みを恐れ、痛みを無きものにしたいとの考えがある。しかし、欲望を満たすための快は緊張と興奮の中にあ

り、相対的に痛みを必要としている。何かを克服することによって到達する「生命のよろこび」を得るためには痛みを必要とするように、おそらく「身体の欲望」にも痛みを必要としている。マイナスなあり方である痛みは欲望を満たすために乗り越えたい感覚であり経験であり、克服する価値を有する。そのため、無痛文明では生きる目標を失いかねない。地球上で生きるためには重力の影響を受けなければならないように、痛みにも抵抗し続ける必要がある。

「痛みとは、身体が生きることを求めようとする心身への不快な働きかけ」が本書の導いた結論である。国際疼痛学会の痛みの定義は、「（痛みとは）現にある、あるいは潜在的な組織損傷と関係づけられた、もしくはそのような損傷の観点から記述された、不快な感覚的、情動的経験」であり、この結論はこの定義に反するのではなく、存在への役割を付与する形になった。私達が生きようとしている際に、普段は感じないが、心身が危機的状況になったときに現れる。痛みは危険を知らせ、休息を要求し、将来の危険性を教育し、身体を守り抜く。身体はこの世界の中で生き続けようとしており、それを達成するためには痛みからの声（働き）かけに耳を澄ませる必要があるだろう。確かに痛みは不快であり、我慢できない嫌な思いをさせられる感覚であるが、私が生きようとする営みを守ってくれている。

村上龍の『コインロッカー・ベイビーズ』（1980年）の中に、ずっと頭に残っており、理解が十分にできなかった文章がある。

> 肉体は解決不可能な危機に見舞われた時病気に退避する。[153]

このことばは、病気と痛みを入れ替えて考えても成り立つのではないかと本書の結論に至ったときに気がついた。それは意思に反して身体に作用する急ブレーキであり、身を守るために重要な役割がある。ずっとわからなかったことばが急に自己の中に入り込む。これは、筋の通った理解であり、快であった。

[参考文献・引用文献]

1) 日本ペインクリニック学会用語委員会（編），『ペインクリニック用語集 改訂第3版』，真興交易，2008，pp.43-44.
2) 江川寛，『医療科学（第2版）』，医学書院，2005，pp.1-8.
3) 岩井信彦，「理学療法の臨床（法的枠組みと業務）」，奈良勲編集主幹，『実学としての理学療法外観』，文光堂，2015，p.2.
4) 中村雄二郎，『臨床の知とは何か』，岩波書店，1992，p.135.
5) 河合隼雄，鷲田清一，『臨床とことば 心理学と哲学のあわいに探る臨床の知』，TBSブルタニカ，2003，p.197.
6) 浜渦辰二，「私の考える臨床哲学 ——私はどこから来て，どこへ行くのか——」，『臨床哲学10』，大阪大学大学院文学研究科臨床哲学研究室，2009，p.8.
7) 『日本国語大辞典 第2版④』，小学館，2003，p.1222.
8) 『日本国語大辞典 第2版⑧』，小学館，2003，p.623.
9) Young, A., "The Anthropologies of illness and sickness". *Annual Review of Anthropology*, 32, (2003) : 257-285.
10) 小山なつ，『痛みと鎮痛の基礎知識 上 脳は身体の警告信号をどう発信するのか』，技術評論社，2010.
11) 小山なつ，『痛みと鎮痛の基礎知識 下 さまざまな痛みと治療法』，技術評論社，2010.
12) 花岡一雄編，『痛み—基礎・診断・治療—』，朝倉書店，2003.
13) ジェニー・ストロングら（熊澤孝朗監訳），『臨床痛み学テキスト』，エンタプライズ，2007.
14) 熊澤孝朗，「痛みの意味」，『理学療法』，23巻1号，2006，p.11.
15) 国立がん研究センター がん情報サービス，http://ganjoho.jp/public/index.html，（2017年4月5日取得）.
16) 奈良勲，「臨床におけることば＜のリスク＞ ——哲学的リハビリテーション人間学の観点から——」，『理・作・療法』，11，1977，pp.751-8.
17) 平井俊策ら，『目で見る 神経内科学』，医歯薬出版株式会社，1996，p.233.
18) 久坂部羊，『虚栄』，株式会社KADOKAWA，2015，p.294.
19) ハリー・スタック・サリヴァン，（中井久夫訳），『精神医学的面接』，みすず書房，1986.
20) 村上春樹，『風の歌を聴け』，講談社，2004，pp.148-149.
21) IASP Taxonomy, http://www.iasp-pain.org/Taxonomy?navItemNumber= 576#Pain，（2016年7月20日取得）.
22) パトリック・ウォール（横田敏勝訳），『疼痛学序説 痛みの意味を考える』，南江堂，2001，p.34.

23) リチャード・メルザック，パトリック・ウォール（中村嘉男訳），『痛みへの挑戦』，誠信書房，1986，p.55.
24) ロベール・ミュッシャンブレ（山本規雄訳），『オルガスムの歴史』，作品社，2006，p.302.
25) 同上，p.303.
26) American Psychiatric Association，日本精神神経学科監修（高橋三郎他訳），『DSM-V 精神疾患の診断・統計マニュアル』，医学書院，2014，p.687.
27) パトリック・ウォール，前掲書，p.16.
28) BME JAPAN，http://www.bmejapan.com/about.html．（2008年12月5日取得）．
29) メルザック，前掲書，pp.19-20.
30) 金原ひとみ，『蛇にピアス』，集英社，2003.
31) エーリッヒ・フロム，（作田啓一，佐野哲郎訳），『破壊 人間性の解剖』，紀伊國屋書店，2001，p.463.
32) 同上，p.467.
33) 大場正史，『西洋拷問刑罰史』，雄山閣，2004，p.1.
34) 柳内伸作，『拷問・処刑・虐殺全書』，KKベストセラーズ，1999，p.6.
35) John D. Loeser; "Pain, Suffering, and the Brain : a Narrative of Meaningsも, Daniel B.Carr , John D.Loeser et al. *Narrative Pain, and Suffering, Progress in Pain Research and Management* , IASP PRESS, 34, (2005): 17-27.
36) マルタン・モネスティエ，（吉田春美，大塚宏子訳），『図説死刑全書完全版』，原書房，2002，pp.11-17.
37) 同上，p.16.
38) 「捕虜の待遇に関する千九百四十九年八月十二日のジュネーヴ条約（第三条約）」，http://www.mod.go.jp/j/library/treaty/geneva/geneva3.htm．（2008年12月5日取得）．
39) パトリック・ウォール，前掲書，p.15.
40) 遠藤周作，『沈黙』，新潮文庫，1981.
41) 細川景一，『白馬蘆花に入る ―禅語に学ぶ生き方―』，禅文化研究所，1987.
42) 同上，p.266.
43) スティーブン・ピンカー（幾島幸子，塩原通緒訳），『暴力の人類史 下』，青土社，2015，pp.240-354.
44) 同上，p.329.
45) 同上，pp.314-315.
46) 桜井画門，『亜人』，講談社，2012.
47) 廣松渉ら，『岩波 哲学・思想辞典』，岩波書店，1998，p.199.
48) ロベール・ミュッシャンブレ，前掲書，p.24.
49) 同上，p.26.

50) アンナ・アルテール，ペリーヌ・シェルシェーヴ，（藤田真利子＋山本規雄訳），『体位の文化史』，作品社，2006，p.24.
51) 同上，p.26.
52) ロベール・ミュッシャンブレ，前掲書，p.318.
53) 同上，p.320.
54) 同上，p.343.
55) イェルト・ドレント，（塩崎香織訳），『ヴァギナの文化史』，作品社，2005，pp.90-104.
56) ロベール・ミュッシャンブレ，前掲書，p.360.
57) 同上，p.405.
58) オットー・カーンバーグ（山口泰司ら訳），『内的世界と外的現実』，文化書房博文社，2004，pp.16-17.
59) ルック・チオンピ，（山岸洋ら訳），『基盤としての情動 フラクタル感情論理の構想』，学樹書院，2005，p.36.
60) ポール・リクール，（久米博訳），『フロイトを読む 解釈学試論』，新曜社，1982，p.287.
61) 同上，p.286.
62) 同上，p.289.
63) 同上，p.295.
64) 同上，p.290.
65) 同上，p.359.
66) 同上，pp.296-297.
67) 同上，p.300.
68) 同上，p.298.
69) 同上，p.297.
70) 同上，p.354.
71) 同上，p.355.
72) 同上，p.355.
73) 同上，p.354.
74) 同上，p.341.
75) ルック・チオンピ，前掲書，p.101.
76) 同上，p.50.
77) 同上，p.50.
78) 同上，p.70.
79) 同上，p.71.
80) 同上，p.52.
81) 同上，p.55.

82) 同上，p.102.
83) 同上，pp.104-105.
84) 同上，p.106.
85) フロイト著（高田珠樹ら訳），「心的生起の二原理に関する定式」，『フロイト全集 11，1910〜11年—ダ・ヴィンチの想い出 症例「シュレーバー」』，岩波書店，2009，pp.259-266.
86) 同上，p.290.
87) 木村敏，『自己・あいだ・時間 現象学的精神病理学』，ちくま学術文庫，1981，p.23.
88) ドストエフスキー，『罪と罰 下』，新潮文庫，1987.
89) デイヴィド・B・モリス（渡邊勉，鈴木牧彦訳），『痛みの文化史』，紀伊国屋書店，1998，p.56.
90) ハイデガー（原佑，渡邊二郎訳），『存在と時間Ⅱ』，中公クラシックス，2003，pp.47-60.
91) 堀 寛史，「〈として〉の痛み ——痛みの感覚・機能的側面の復権を目指して——」，『メタフュシカ』，Vol.38，2008，pp.151-163.
92) ヴィクトリア・ブレイスウェイト（高橋洋訳），『魚は痛みを感じるか？』，紀伊國屋書店，2012，p.29.
93) Rose, J. D., "The Neurobehavioural Nature of Fishes and the Question of Awareness and Pain", *Reviews in Fisheries Science*, 10,(2002): 1-38.
94) Sneddon, L. U., V. A. Braithwaite, and M. J. Gentle, "Novel Object Test: Examining Pain and Fear in the Rainbow Trout", *Journal of Pain*, 4, (2003): 431-40.
95) Salas, C., C, Broglio, E. Dùran, A, Gómes, F. M. Ocana, F. Jimenez-Moya, and F, Rodriguez, "Neuropsychology of Learing and Memory in Teleost Fish", *Zebrafish* 3, (2006): 157-71.
96) ヴィクトリア・ブレイスウェイトら，前掲書，p.139.
97) ベンサム（関嘉彦責任編集），「道徳及び立法の諸原理序説」　『ベンサム，J. S.ミル』，世界の名著49，中央公論社，1979，p.59-210.
98) Damir Omerbašić, Ewan St. J. Smith, Mirko Moroni, Johanna Homfeld, Ole Eigenbrod, Nigel C. Bennett, Jane Reznick, Chris G. Faulkes, Matthias Selbach, Gary R., "Hypofunctional TrkA Accounts for the Absence of Pain Sensitization in the African Naked Mole-Rat", *Cell Reports*, Volume 17, Issue 3, (2016) : 748-758.
99) 日本整形外科学会／日本腰痛学会監修，日本整形外科学会診療ガイドライン委員会 腰痛診療ガイドライン策定委員会編集，『腰痛診療ガイドライン 2012』，南江堂，2012，p.40.
100) 昭和薬品化工株式会社社内分析資料，2012.
101) ファイザー株式会社，「痛み治療」に対する医師と患者の意識比較調査 参考資料，http://www.pfizer.co.jp/pfizer/company/press/2016/documents/2016102601.pdf，(2016年11月16日取得).

102) アラン・コルバン，J-J・クルティーヌ，G・ヴィガレロ監修（岑山傑監訳），『身体の歴史Ⅲ 20世紀 まなざしの変容』，藤原書店，2010，p.27.
103) 厚生労働省　政府統計，平成26年人口動態統計月報年数（概数の概況），2014年，http://www.mhlw.go.jp/toukei/saikin/hw/jinkou/geppo/nengai14/dl/gaikyou26.pdf
104) グローバルノート ―国際統計・国別統計専門サイト，世界の殺人発生率 国別ランキング，http://www.globalnote.jp/post-1697.html，（2016年9月18日取得）．
105) フランソア・カロン（幸田成友訳注），『日本大王国志』，東洋文庫90，平凡社，1967，p.148.
106) H-G・ガダマー（三浦國泰訳），『健康の神秘 人間存在の根源現象としての解釈学的考察』，法政大学出版局，2006，p.138.
107) ディーン・カーナゼス（小原久典，北村ポーリン訳）『ウルトラマラソンマン』，ディスカヴァー・トゥエンティワン，2012，p.144.
108) 同上，p.230.
109) リンダ グラットン，アンドリュー スコット（池村千秋訳），『ライフ・シフト 100年時代の人生戦略』，東洋経済新報社，2016，pp.1-2.
110) 鷲田清一，『老いの空白』，弘文堂，2003.
111) アラン・コルバン，前掲書，p.609.
112) 国立がん研究センター　がん情報サービス，がんの療養と緩和ケア，http://ganjoho.jp/public/support/relaxation/palliative_care.html．（2017/04/03取得）．
113) 安部能成編集，『終末期リハビリテーションの臨床アプローチ』，メディカルビュー，2016.
114) 鷲田清一，『死なないでいる理由』，小学館，2002，p.50.
115) ジョン・クラカワー（佐宗鈴夫訳），『荒野へ』，集英社，2007.
116) 市川浩，『精神としての身体』，講談社学術文庫1019，1992，p.67.
117) ルネ・デカルト（山田弘明訳），『省察』，ちくま学芸文庫，2006，p.126.
118) アラン・コルバン，前掲書，p.18.
119) 『日本国語大辞典 第2版 ⑫』，小学館，2003，p.594-602.
120) 『日本国語大辞典 第2版 ③』，小学館，2003，p.1081-1082.
121) 『日本国語大辞典 第2版 ⑩』，小学館，2003，p.403.
122) 『日本国語大辞典 第2版 ⑧』，小学館，2003，p.617.
123) 『日本国語大辞典 第2版 ⑦』，小学館，2003，p.658.
124) 木村敏，『偶然性の精神病理』，岩波現代文庫1100，2000，p.71.
125) 木村敏，前掲書，p.80.
126) フィリップ・フォレスト（澤田直 訳），『さりながら』，白水社，2008，p.38.
127) 木村敏，前掲書，p.13.
128) アラン・コルバン，前掲書，p.538.

129) デカルト，前掲書，pp.109-134.
130) 医療情報科学研究所編，『病気がみえる Vol.7 脳・神経』，メディックメディア，2011，pp.16-33.
131) フリードリッヒ・ニーチェ（丘沢静也訳），『ツァラトゥストラ（上）』，光文社古典新訳文庫，2010，pp.64-66.
132) ジョン H. ウォーフィル（矢谷令子，小川恵子訳），『図説 筋の機能解剖』，医学書院，1993，p.18.
133) 赤羽根良和，林 典雄監修，『肩関節拘縮の評価と運動療法（運動と医学の出版社の臨床家シリーズ）』，運動と医学の出版社，2013.
134) キャシー・カルース（下河辺美知子訳），『トラウマ・歴史・物語 持ち主なき出来事』，みすず書房，2005，p.6.
135) マルタン・モネスティエ（吉田春美，花輪照子訳），『【図説】児童虐待全書』，原書房，2000，p.331.
136) 同上，p.334.
137) キャシー・カルース，前掲書，p.12.
138) 白川美也子「第3節 暴力ポルノと児童ポルノに抗する —生と生命の尊厳を取り戻す」，ポルノ被害と性暴力を考える編『証言 現代の性暴力とポルノ被害〜研究と福祉の現場から〜』，東京都社会福祉協議会，2010，p.275.
139) 同上，p.276.
140) ジェレミー・ホームズ，「心理療法における物語り」，トリシャ・グリーンハル，ブライアン・ハーウィッツ編（斎藤清二，山本和利，岸本寛史監訳），『ナラティブ・ベイスト・メディスン臨床における物語りと対話』，金剛出版，2001，p.183.
141) 斉藤清二，「D.語られざる物語りを聴きとる-心身症治療とナラティブ」，斉藤清二，岸本寛史，『ナラティブ・ベイスド・メディスンの実践』，金剛出版，2003，p.190.
142) Sharon Cameron, Beautiful work, A meditation on Pain, *Duke University Press*, (2000).
143) 堀寛史，「〈書評〉Success Stories : Narrative, Pain, and the Limits of Storylessness サクセスストーリーズ —ナラティブ，痛み，そして，物語がないことの限界」，『臨床哲学8』，大阪大学大学院文学研究科臨床哲学研究室，2007，pp.115-124.
144) アーサー・クラインマン（江口重幸，五木田紳，上野豪志訳），『病いの語り 慢性の病いをめぐる臨床人類学』，誠信書房，1996，p.iii-v.
145) Davidson MW et al., "Using networks to combine 'big data' and traditional surveillance to improve influenza predictions". *Sci Rep*, 5 , (2015): 8154.
146) リチャード・メルザック，前掲書，pp.21-23.
147) Sternback. R. A., & Tursky, B. "Ethnic difference among housewives in psychophysical and skin potential responses to electric shock", *Psychophysiology*, 1,

(1965): 241-246.
148) Hardy, J. D., Wolff,H. G., and Goodell. H, *Pain Sensation and Reactions*, Baltimore: Williams and Wilkins, (1952).
149) ファイザー株式会社「男女比較 長く続く痛みに関する実態調査」，2015，http://www.pfizer.co.jp/pfizer/company/press/2015/2015_04_22.html,（2016年12月15日取得）．
150) ジェニー・ストロングら，前掲書，p.83.
151) ジョルジュ・バタイユ，酒井健訳『エロティシズム』，ちくま文芸文庫，2004，p.16.
152) 森岡正博，『無痛文明論』，トランスビュー，2003.
153) 村上龍，『新装版 コインロッカー・ベイビーズ』，講談社文庫，2009，p.11.

■監修者紹介

浜渦　辰二（はまうず　しんじ）
1952年生まれ
1984年、九州大学大学院文学研究科博士課程単位修得退学
文学博士（九州大学）大阪大学名誉教授、静岡大学名誉教授

奈良　勲（なら　いさお）
1942年生まれ　1969年、米国ローマリンダ大学理学療法学部卒業
医学博士（金沢大学）広島大学名誉教授

■著者紹介

堀　寛史（ほり　ひろふみ）
1977年　　北九州市生まれ
1999年　　西日本リハビリテーション学院卒業
2003年　　放送大学教養学部卒業
2005年　　熊本大学大学院文学研究科修士課程修了
2009年　　大阪大学大学院文学研究科博士後期課程単位取得後退学
　　　　　博士（学術）
藍野大学医療保健学部理学療法学科講師、理学療法士
専攻：理学療法学（臨床推論、スポーツ理学療法）、臨床哲学（哲学的解釈学）

主な著書
『理学療法から診る廃用症候群―基礎・予防・介入』（共著、文光堂、2014年）
『実学としてのリハビリテーション概観　理学療法士・作業療法士のために』（共著、文光堂、2015年）
『実学としての理学療法概観』（共著、文光堂、2015年）
『アスリートケア―理学療法士によるスポーツ選手への健康支援』（共著、三輪書店、2017年）

痛みの存在意義
―― 臨床哲学と理学療法学の視座 ――

2018年5月15日　初版第1刷発行
2023年2月20日　初版第2刷発行

■監　　修―― 浜渦辰二／奈良　勲
■著　　者―― 堀　寛史
■発　行　者―― 佐藤　守
■発　行　所―― 株式会社　大学教育出版
　　　　　　　〒700-0953　岡山市南区西市855-4
　　　　　　　電話（086）244-1268（代）　FAX（086）246-0294
■Ｄ Ｔ Ｐ―― 難波田見子
■印刷製本―― モリモト印刷（株）

© Hirofumi Hori 2018, Printed in Japan
検印省略　　落丁・乱丁本はお取り替えいたします。
本書のコピー・スキャン・デジタル化等の無断複製は著作権法上での例外を除き禁じられています。本書を代行業者等の第三者に依頼してスキャンやデジタル化することは、たとえ個人や家庭内での利用でも著作権法違反です。

ISBN978-4-86429-519-2